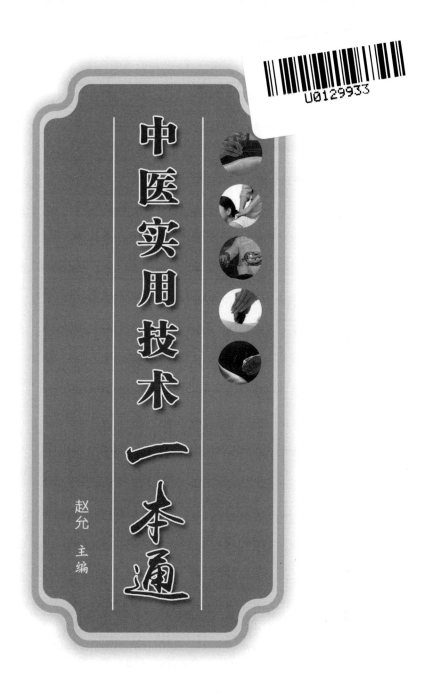

中医实用技术一本通

赵允 主编

中国纺织出版社有限公司

图书在版编目（CIP）数据

中医实用技术一本通 / 赵允主编 . -- 北京 ： 中国
纺织出版社有限公司，2024.3
ISBN 978-7-5229-1440-4

Ⅰ . ①中… Ⅱ . ①赵… Ⅲ . ①中医学—基本知识
Ⅳ . ① R2

中国国家版本馆 CIP 数据核字（2024）第 042675 号

责任编辑：范红梅 责任校对：高 涵 责任印制：王艳丽

中国纺织出版社有限公司出版发行
地址：北京市朝阳区百子湾东里 A407 号楼 邮政编码：100124
销售电话：010—67004422 传真：010—87155801
http://www.c-textilep.com
中国纺织出版社天猫旗舰店
官方微博 http://weibo.com/2119887771
三河市宏盛印务有限公司印刷 各地新华书店经销
2024 年 3 月第 1 版第 1 次印刷
开本：710×1000 1/16 印张：11
字数：145 千字 定价：58.00 元

前　言

随着医学水平的不断提高，新生儿死亡率大大降低，多种疾病得到有效治疗，人们平均寿命不断延长。然而，随着生活节奏加快，多方位的压力和竞争引起的过度劳累，尤其是心理疲劳正全面侵袭人类。现代人陷入了健康与疾病的中间状态，即人体活力减弱、适应能力下降、生理功能减退的状态，也就是亚健康状态。

随着人们对更高生活质量的追求，预防医学、保健医学方兴未艾。与现代医学相比，中医实用技术显现出了其独特的优势，这正是我们编写本书的缘起。中医理论认为，阴阳平衡是健康的基础。在"天人相应"的思想基础上，中医学历来强调"不治已病，治未病"，并提出了一系列的养生理论和方法，引导人们调动自身的能力，适应自然，保持精神和身体上的健康。

本书可供中医养生爱好者参考使用。

赵允

2023 年 10 月

目 录

目
录

一、中医实用技术概论

中医，作为中国传统医学的重要组成部分，有着悠久的历史和丰富的实践经验。中医实用技术是中医临床实践的基础，包括穴位敷贴、刮痧、艾灸、按摩、拔罐、中药外敷等多种治疗手段。这些技术均有独特的理论体系，在临床实践中具有广泛的应用价值。

1. 穴位敷贴

穴位敷贴是一种传统的中医疗法，通过将药物敷贴在特定的穴位上，达到治疗疾病的目的。早在汉代就有关于穴位敷贴的记载，人们通过观察和实践，发现某些药物敷在特定的穴位上，能够缓解疾病的症状。在唐代，穴位敷贴得到了进一步发展，当时一些著名的中医医师如孙思邈、王焘等，对穴位敷贴进行了深入的研究和探索，提出了许多新的理论和方法。这些理论和方法不仅丰富了中医的治疗手段，也为后世的穴位敷贴发展奠定了基础。到了宋代，穴位敷贴已经非常普遍，当时人们不仅将药物敷在穴位上，还使用了拔罐等其他治疗方法配合穴位敷贴，以增强治疗效果。同时，宋代的医学家还对穴位敷贴药物的选择、配伍、制作方法等方面进行了详细论述，穴位敷贴的治疗更加规范。明清时期，穴位敷贴得到了进一步的发展和完善。在这个时期，许多医学家对穴位敷贴进行了深入的研究和总结，提出了许多新的理论和方法。同时，随着中药学的不断发展，人们对药物的选择和配伍也更加精细科学。

随着现代科学技术的不断发展，人们对穴位敷贴的研究也更加深入。现代研究证明，穴位敷贴可以通过刺激皮肤上的神经末梢，调节人体的神经内分泌系统和免疫系统功能，还可以促进药物的吸收和利用，提高治疗效果。在现代医学中，穴位敷贴被广泛应用于各种疾病的治疗。例如，对于一些慢性疼痛、肌肉疲劳、神经衰弱等疾病，可以通过穴位敷贴来缓解症状，提高患者的生活质量。此外，在一些急性病症如感冒、咳嗽、哮喘等治疗中，也可以采用穴位敷贴作为辅助治疗方法。

2. 刮痧

刮痧疗法是利用调羹、蚌壳、檀香木板、水牛角、玉石、木梳背等工具，在人体皮肤上进行反复刮动，使皮肤潮红充血，呈现紫红色斑点，以达到预防和治疗疾病的目的。刮痧是以疏通经络，扶正祛邪，退热镇静，开窍醒神为目的的一种外治疗法，是从临床实践中总结出来的一种非药物治疗方法，多年来一直流传于民间，深受广大群众的欢迎。

刮痧疗法可追溯到旧石器时代，通过长期的劳动实践，人们发现刮拭皮肤有利于缓解病痛，继而出现了医疗专用的石刺工具——砭石，经过长期的发展，逐步形成了刮痧疗法的萌芽。刮痧疗法是砭石疗法的延续和发展。随着医学技术地快速发展，刮痧疗法得到了推广和应用，显示出越来越广阔的前景，在医疗保健事业中发挥着独特的作用。

3. 艾灸

艾灸是一种通过燃烧艾叶对人体特定穴位进行热刺激的治疗方法，艾叶燃烧的热量深入人体内部，刺激穴位，促进气血流通，调整人体的阴阳平衡，激发人体的自愈能力，从而达到治疗疾病的目的。艾灸在中国古代医学中有广泛的应用，它被用于治疗内科、外科、妇科、儿科等各个领域的疾病。艾灸是一种有效的中医疗法，其理论基础是阴阳学说和五行学说，通过调节人体内部的阴阳平衡和五行关系来治疗疾病。

在现代医学中，艾灸仍然是一种重要的治疗方法。在现代医院和诊所中，艾灸被用于治疗各种疾病，如慢性胃炎、关节炎、痛经等，其安全性和有效性得到了广泛地认可。同时，随着人们对健康和生活质量的追求，艾灸也越来越多地被用于保健养生和美容养颜等领域。在未来，随着科学技术的不断进步和临床实践的深入探索，艾灸疗法将继续为人类的健康事业贡献更多的智慧和力量。

4. 按摩

按摩是一种广泛使用的治疗手段。在古埃及，人们使用按摩来缓解肌肉紧张、疼痛。在古印度，按摩被用于治疗各种疾病，包括头痛、失眠、关节炎等。在古希腊，希波克拉底是第一位将按摩作为一种正式医疗技术的医生。随着时间的推移，按摩逐渐发展成为一种专业的医疗技术，被广泛应用于各种疾病的治疗和康复过程中。

按摩可以促进血液循环，有助于氧气和营养物质到达身体的各个部位；按摩可以刺激神经系统，有助于缓解压力，减轻疼痛，改善睡眠质量；按摩可以缓解肌肉紧张和疼痛，有助于改善肌肉功能，增强灵活性；按摩可以调节内分泌系统，有助于改善身体的代谢和免疫功能。

5. 拔罐

拔罐，又称"火罐"，是一种以杯罐作为工具，借热力排去其中的空气，产生负压，使其吸着于皮肤，造成淤血现象的疗法。据史书记载，拔罐疗法最早出现在西汉时期，当时被称为"角法"。随着时间的推移，拔罐疗法逐渐发展完善，并被广泛应用于临床实践。《黄帝内经》认为，拔罐可以疏通经络、行气活血、消肿止痛。拔罐的负压作用可以刺激穴位、经络和深层组织，促进气血流通，调整人体的生理功能。此外，拔罐还可以排出体内的邪气，增强人体的免疫力。拔罐具有操作简单、安全可靠、适应范围广、疗效显著等优点，是一种非常实用的治疗方法。如今，拔罐疗法已经成为中国医学文化的重要组成部分，也为世界医学界所瞩目。

拔罐的理论基础主要基于气血学说和经络学说。气血学说认为，人体内部的气血是维持身体健康的重要因素，气血的盛衰直接影响着身体的健康状况。当气血运行不畅或气血不足时，身体就会出现各种疾病。拔罐通过刺激皮肤表面的穴位，调节气血的运行，从而达到治疗疾病的目的。经络学说认为，经络是人体内部气血运行的通道，它连接着人体的各个器官和组织。当经络畅通时，气血能够顺利地运行到各个部位，维持身体的健康。当经络不畅时，气血的运行就会受到阻碍，从而导致各种疾病的发生。

6. 中药外洗

中药外洗是中医学的治疗方法，是将中药煎煮后的药液用于外部清洗、涂抹或浸泡的方法。中药外洗是一种常用的外治方法，具有活血化瘀、舒筋通络等功效，能够发挥药物本身的疗效。当皮肤浸入中药药液时，药效可以通过皮肤被吸收，从而达到治疗疾病的目的。广义上讲，一切从体表施治的方法均属外洗法的范畴，如敷、贴、熏等。中药外洗具有作用直接、使用安全等特点，非常适于在基层医疗单位推广应用。

需要注意的是，中药外洗适用于一些外部皮肤问题，如湿疹、痤疮、烫伤等，不能用于开放性伤口或者深层创伤。另外应注意个人的体质和过敏史，避免过敏或不良反应的发生。

7. 扣痧

扣痧疗法是中国古老的保健强身方法，是预防和调理疾病的一种方法。扣痧疗法就是用手的不同部位，按照不同的手形和动作，在人体的某些部位有规律地击打。它具有简便易行、安全可靠等优点，是一项值得推广的自然疗法。

隋唐时期，扣痧疗法有了快速发展，不仅在太医院设有按摩专科，还把按摩医生分成按摩博士、按摩师和按摩工的等级。宋、金、元时期，扣痧疗法的运用范围更加广泛，涉及男女老幼，运用到内科、外科、妇科中。明代，扣痧疗法有了质的飞跃，在按摩手法的基础上，以中医理论为基础，结合武术、气功的拍打、点穴等方式，发展形成一种独特的自然疗法体系。现代社会中扣痧疗法更是得到大力发展。扣痧疗法具有促进血液循环的作用，有助于消除疲劳、疏通经络。

二、穴位敷贴

（一）作用直接，适应证广

穴位贴敷疗法通过药物直接刺激穴位，并通过透皮吸收，使局部药物浓度明显高于其他部位，作用较为直接，其适用于临床各科，"可与内治并行，而能补内治之不及"，对许多沉疴痼疾，常能取得意想不到的疗效。

（二）用药安全，诛伐无过

穴位贴敷疗法不经胃肠给药，无损伤脾胃之弊，治上不犯下，治下不犯上，治中不犯上下。即使在临床应用时出现皮肤过敏或水疱，也可及时中止治疗，给予对症处理，症状很快就可消失，并可继续使用。

（三）简单易学，便于推广

穴位敷贴的药方配伍简便，制作简单，易学易用，不需特殊的医疗设备和仪器。无论是医生还是患者或家属，都可随学随用。

（四）取材广泛，价廉药俭

穴位贴敷法所用药物除极少数是名贵药材外（如麝香），绝大多数为常见中草药，价格低廉，甚至在日常生活中十分常见，如葱、姜、蒜、花椒等；且本法用药量较少，既能减轻患者的经济负担，又可以节约药材。

（五）疗效确切，无创无痛

穴位贴敷疗法集针灸和药物治疗之所长，所用药方配伍组成多来自临床经验，疗效显著，且无创伤、无痛苦，对惧针者、老幼虚弱之体、补泻难施之时，或不肯服药之人、不能服药之症，尤为适宜。

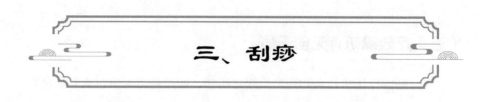

三、刮痧

（一）刮痧疗法和痧的含义

健康是古今人们不懈的追求。中医学是如何认识健康的呢？中医理论认为，阴阳平衡和谐即是健康状态，阴阳失调即是病理状态。保持健康状态的阴阳平衡就是所谓的养生保健，而改变阴阳失调状态使其向健康状态的转化过程就是治疗，在此过程中采取的一切有利于保持健康状态或将疾病状态转化为健康状态的方法，就叫作保健方法和治疗方法。中医学中最早的保健和治疗方法大多是物理的、自然的、非药物的方法，如刮痧、按摩、热敷、拔罐等，刮痧疗法是这些自然疗法中的重要组成部分，有着悠久的历史，是民间疗法中的精华，也是中医学的重要组成部分。由于刮痧操作简便、易学易懂、适应证广，而且疗效显著，符合"简、便、廉、验"的原则，所以能够长期在民间广泛流传，并在防病治病、养生保健、强身健体、美容美体方面发挥越来越大的作用。

现如今，越来越多的化学、生物制剂被人们广泛使用，而且确实能够起到治疗疾病的作用。但现代药物在实践中遇到越来越多的与治疗作用并存的不良反应，使人们在与疾病斗争的同时也为自己制造了很多新的疾病。所以，现代社会又一次响起"回归自然""顺其自然"的呼声，人们开始深刻意识到非药物的物理疗法的重要性。刮痧疗法经过漫长的发展，已由原先直观、单一、经验的治疗方法，发展到有系统中医理论、完整手法、适应病种广泛的自然疗法。因此，总结和推广刮痧疗法尤为重要。

刮痧疗法就是利用一定的工具，如硬币，或瓷碗、瓷调羹，或小蚌壳，或檀香木板、沉香木板，或木梳背，或水牛角板等，蘸上水、香油或润滑剂之类，在人体某一部位的皮肤上进行反复刮动，使皮肤潮红充血，或呈现一块块、一片片的紫红色斑点为止，以达到预防和治疗疾病的目的。

刮痧疗法在民间最初用来治疗痧证，故称"刮痧"。其实，刮痧不仅只治痧证，而且可治疗内外科诸多疾病。"痧"的含义有两种：一是指病理性（阳性反应）反应的"痧"，即所谓的"痧象"；二是指刮痧刺激后反应的"痧"，即所谓的"痧痕"。但二者的形、色又有区别，因此有必要先加以说明，而不致引起认识上的混乱和模糊。

病理性反应的"痧"，一方面是指痧疹征象，即皮肤出现红点如粟，以手指触摸皮肤，稍有阻碍的疹点，或病理性阳性反应物。清代叶天士在《临证指南医案》中说："痧者，疹之俗称，有头，粒如粟。"描述的是疾病在发展变化过程中，反映在体表皮肤上的一种表现。另一方面，是指痧证，又称"痧胀"或"痧气"。《重订广温热论》中提到"夏秋空气最浊，水土郁蒸之气"，是指人感受到了浊气而发病。发于夏季者，叫梅雨蒸；发于秋季者，叫桂花蒸，都是水土秽气杂合而引起的，这类病就是发痧。它不是一个独立的病证，而是一种毒性反应的临床综合征。临床上许多疾病都可以出现痧象，痧是许多疾病的共同表现，故有"百病皆可发痧"的说法。民间常用刮痧法来治疗发痧这一类疾病，这是因为人体受外来风寒或不正之气（时疫）侵袭后，会使腠理（皮肤的纹理）致密紧固，外邪聚积在体内，阳气不得宣通透泄而发病。古人认为，痧证主要是由风、湿、火之气相搏而为病。天有八风之邪，地有湿热之气，人有饥饱劳役。一年四季都有发生痧证的可能，但以夏、秋季最为多见，春季次之，冬季很少见。痧证的主要特征有二：一是痧点；二是酸胀感。根据病情轻重，临床表现可分为一般表现和急重表现。

一般表现：恶寒、发热、无汗、头昏脑胀、胸闷、身痛或全身酸胀、倦怠无力，或头蒙昏胀、胸腹皆热、四肢麻木，甚则手足厥冷如冰，脉沉细或迟紧。入气分则作肿作胀，入血分则蓄血、瘀血；遇食积痰火，结聚而不散，则脘腹痞胀，甚则恶心、呕吐。

急重表现：起病即有心胸憋闷烦躁、胸腹大痛，或吐或泻，或欲吐不吐、欲泻不泻，甚则猝然昏倒、手足厥冷、面唇青白、口噤不语、昏厥如尸；或头额冷汗如珠，或全身无汗、青筋暴露、针放无血、痧点时隐时现、唇舌青黑；或精神恍惚、头目昏眩，均为病情危重的表现。

痧证相当于现代医学的何种病呢？当前尚无定论。痧证所包括的范围很广，现存中医古籍中有关痧证的记载，涉及内、外、妇、儿等科各种疾病。如《痧惊合璧》一书就介绍了40多种疾病，根据其所描述的症状分析"角弓反张痧"类似现代医学的破伤风；"坠肠痧"类似腹股沟斜疝；"产后痧"似指产后发热；"膨胀痧"类似腹水；"盘肠痧"类似肠梗阻；"头风痧"类似偏头痛；"缩脚痈痧"类似急性阑尾炎等。郭志邃《痧胀玉衡》将痧病分为遍身肿胀痧、闷痧、落弓痧、噤口痧、角弓痧、扑鹅痧、伤风咳嗽痧、痘前痧胀等。此外，民间还有寒痧、热痧、暑痧、风痧及冲脑痧、吊脚贩青筋痧等，名目繁多，不易一一列举。其中的"痧"主要包括现代医学所说的细菌或病毒所引起的多种传染性疾病和感染性疾病，如细菌性食物中毒、沙门菌属感染、霍乱、副霍乱，还有病毒性感冒、细菌性痢疾、伤寒、副伤寒、斑疹伤寒、猩红热、败血症、流行性出血热、流行性脑脊髓膜炎等；气候因素所导致的疾病如中暑，以及误吸毒气、秽气所造成的肺水肿、晕厥，都可以归属痧证的范畴。

"痧"不仅是指痧证，包括凡由病邪（即内外致病因素）所致而为病，及多种疾病均可出现病理性反应的痧象，与"诸内，必形于外""视其外应，而知其内脏"的原理相一致，不可局限于痧证一说。由此则可拓宽治疗思路，扩大刮痧疗法的适用范围。

刮痧工具作用在人体表面后，皮肤会对这种刺激产生各种各样的反应，发生颜色与形态的变化，这种变化叫作"痧象"，也称为"痧痕"。常见的"痧痕"包括体表局部潮红、紫红或出现紫黑色痧斑、点状紫红色小痧子，与此同时常伴有不同程度的热痛感。皮肤的这些变化可持续一至数日。只要刮痧数分钟，凡是有病邪的部位，其表面轻则可见微红或红斑点点；重则出现斑块，甚至见青黑色块，触之稍有阻碍或有突起感。较严重的青黑斑块在刮痧时，会出现痛感。

不同的"痧象"主要是指痧疹出现的部位不同与痧疹本身的形态不同，对疾病的诊断、治疗、病程、预后判断方面有着一定的临床指导意义。痧色鲜红，呈点状，多为表证，病程短，病情轻，预后好；痧色暗红，呈斑片状或痧块，多为里证，病程长，病情重，预后差。随着刮痧的治疗，痧象颜色由暗变红，由斑块变成散点，说明病情在好转，治疗是有效的。一般说来，无病者或减肥、美容、保健刮痧者，一般无明显痧象。

总之，"痧象"是疾病在体表的病理性反应，而刮痧疗法就是利用边缘润滑物体（即刮痧板）、手指或针具，在人体体表特定刺激部位或穴位上施以反复的推刮、提捏、挑刺、揪挤等手法，使皮肤出现片状或点片状瘀血的刺激反应（即痧痕），以疏通经络、扶正祛邪、调节脏腑功能、恢复生理状态、退热镇静、开窍醒神、祛除疾病为目的的一种物理性的外治疗法，也是从临床实践中总结出来的一种非药物治疗法，多年来一直流传和应用于民间，深受广大群众的欢迎。

（二）刮痧疗法的源流

在原始社会，人类受到各种疾病的侵袭，又不时被毒蛇猛兽所伤，或受疫气侵袭而致病。受伤或患病以后，为了自身的生存与健康，人们不得不在搏斗中自求救护、消除病痛。刮痧疗法的雏形可追溯到旧石器时代，我们的祖先在生活和生产劳动实践中，发现身体某一部位偶然被石器摩擦或荆棘刺伤出血，但身体另外某个部位的疼痛却意外得到减轻或消失；或是人们患病时往往会本能地用手或石片抚摩、捶击体表某一部位，有时竟使疾病获得缓解。经过多次重复，人们便发现这种方式可以治疗某种疾病，也出现了为医疗而专用的石刺工具——砭石，"砭，以石刺病也"。通过长期的发展与积累，逐步形成砭石治病的方法，它是针刺术、刮痧法的萌芽阶段，刮痧疗法可以说是砭石疗法的延续和发展。

但刮痧没能像针灸等疗法一样得到医生们的重视而系统发展，而是流于民间。在中国医学史上，刮痧疗法是一种古老而有效的治疗方法。它历史悠久，准确的发明年代及发明人，难以考证。较早记载这一疗法的，是元代医家危亦林在公元 1337 年撰成的《世医得效方》。《世医得效方》卷二"沙证"（当时用"沙"字而未用"痧"字）一节说沙证"古方不载，所感如伤寒，头痛呕恶，浑身壮热，手足指末微厥，或腹痛闷乱，须臾能杀人"，又说"心腹绞痛，冷汗出，胀闷欲绝，俗谓搅肠沙，今考之，此证乃名干霍乱，此亦由山岚瘴气，或因饥饱失时，阴阳暴乱而致"。从这段来看，"沙"是指一种病症，具体地说"搅肠沙"就是指心腹绞痛、高热头痛、欲吐不得吐、欲泻不得泻、烦闷难耐、冷汗自出、手足发凉，能在较短时间内就可以致人死命地干霍乱，类似于现代医学所说的细菌性食物中毒、沙门菌属感染甚至烈性传染病霍乱、副霍乱等疾病。

随着社会生产力的发展，中医学也随之发展起来。中医经典著作《黄帝内经》中大量的医学理论和针刺论述，为刮痧疗法奠定了理论基础。元朝和明朝时，部分中医书籍中有更多的刮痧记载，至清朝时，对此疗法的描述更为详细，始命名为"刮痧法"。

中华人民共和国成立后，特别是改革开放以来，刮痧疗法引起许多医家的关注和重视，有关刮痧疗法的专著也相继问世。运用刮痧治疗各科疾病的临床经验在中医期刊上也时有报道，刮痧疗法日益受到广大患者的欢迎，已经成为家庭治疗的有效方法之一。尤其是在中医传统疗法成为美容美体、保健养生新宠的今天，不少古老而又传统的方法重新成为主角，刮痧便是其一。

随着医学科学技术地快速发展，刮痧疗法逐渐被推广和应用，必将显示出越来越广阔的前景。我们深信，通过医家的不断努力，在不断地挖掘、整理、实践并结合现代科学技术的过程中，刮痧疗法必将会得到新发展，在医疗保健事业中发挥独特的作用，能更好地造福于人民。

（三）刮痧疗法的理论依据和功效

1. 理论依据

以中医脏腑学说理论为基础，许多疾病是脏腑生理功能失调的反应，而脏腑学说理论又是中医基本理论的核心。脏腑通过经络沟通表里、内外、上下，联络五官九窍、四肢百骸，组成了一个统一协调的有机整体。疾病由内而生，必通过脏腑经络和所属部位而表现于外；疾病由外而致，又必然通过经络而传之于内在的脏腑，故《灵枢·本脏》云："视其外应，以知其内脏，则知所病矣。"说明无论是内因还是外因致病，都会作用于脏腑而病生。"病之内，应之外；病之外，传之内。"凡疾病的治疗皆本于脏腑，一切从脏腑出发，是刮痧治病所遵循的基本准则，也是刮痧疗法的理论基础。刮痧作用于体表，通过刺激反应点（皮肤），透泄病邪于外，又通过经络作用而传导于内，应之于脏腑，调整脏腑功能，则疾病自愈。

以中医经络理论为指导，《灵枢·刺节真邪》云："用针者，必先察其经络之虚实，切而循之，按而弹之，视其应动者，乃后取之而下之。"《灵枢·官能》又指出："察其所痛，左右上下，知其寒温，何经所在。"这是临床针灸医家必须遵循的治疗准则。刮痧疗法也不例外，也是以中医经络理论为依据的。在取穴或取相应部位进行刮痧治疗疾病时，都离不开经络，循经取穴，察虚实，视应动，知寒温，明经络都是刮痧治病取穴施治的基本准则。

"皮部论"是刮痧治病的着眼点。刮痧疗法属外治法之一，是通过施治于人体之体表皮部来达到治病目的。传统的针灸医家在应用经络诊治疾病时，重点是取相应经络的穴位，而刮痧疗法则重在皮部。因为穴位代表的并不是一个点，而是一个面，确切地说是一个立体的部位，这也同样是皮部的表现。除十二经穴外，常可发现阿是穴（没有固定的位置，而是以压痛点或其他反应点作为针灸的穴位，随处皆可出现，又叫"天应穴""不定穴"）在患病时其所在位置也往往发生改变。通过诊察皮部以确定反应的穴位，从而判断变动的经脉。疾病治愈，"穴"也随之变换位置，称为穴位的变动。皮部的面积大，往往不是一个穴位，而是几个腧穴的综合效应，即使有变动也不离其宗，所以说皮部是刮痧疗法的着眼点。

人体有十二经脉连结内外，"内连脏腑，外络肢节"，贯穿一体。每条经脉各有其循行分布的所属区域，十二皮部的划分以十二经脉的循行分布为依据，即十二经脉都各有其相应的皮部。因此，十二皮部也就是十二经脉的反应区。脏腑经络的病变，可以在人体相应的皮部反映出来，如面部是脾胃经的皮部，阴部是肝肾经的皮部，胁部为肝胆经的皮部，背腰部是膀胱经的皮部，胸腹部是肾胃经的皮部等。人体体表的皮部按十二经脉循行分布的部位划分为十二皮部，在人体生理、病理和治疗过程中，具有十分重要的作用。

根据"上下同法"，即手足皆有同名的阴阳经脉的理论，将手足三阴经、手足三阳经共十二经的皮部合而为六经。十二皮部合为六经皮部的原理，为临床诊断治疗提供了依据。

中医外治法通过皮部实现其治疗作用，相比而言，拔罐和刮痧法比其他外治法更加依附于皮部。刮痧后的刺激反应点（即痧痕），往往要数天后才被吸收，这样可以对皮部形成较为持久的良性刺激，从而有效地达到治疗的作用。如果刮痧疗法配合其他外治法综合运用，则可进一步提高疗效。

2. 功效

刮痧部位和刮痧手法不同，其刮痧疗法的功效也不一样，归纳起来主要表现在以下几个方面。

发汗解表：通过对患者体表皮肤进行反复刮动，腠理得以开泄，侵袭体表的邪气从皮毛透达于体外，病邪自汗而解，从而达到祛除邪气、邪去正安的目的。

舒筋活络：通过刮痧所产生的良性刺激，一方面使局部毛细血管扩张充血，甚至破裂，提高局部组织的痛阈；另一方面又使局部和相应脏器组织的血流量增加而得以畅通，促进了局部的血液循环，使紧张或痉挛的肌肉得以舒展，从而消除疼痛。这便是中医所称的"祛邪通络，活血化瘀，舒筋活络"。

消肿止痛：通过对皮部的刺激，祛除邪气，舒筋活络，内部经脉得以通畅，局部组织温度升高，气血得以加速运行，邪退而肿消，络通而痛止，从而达到了"通则不痛""祛邪活血、消肿止痛"的目的。

清热解毒：运用刮痧、挑痧等综合手法的刺激，使体内的热邪透达于体表，排出体外，达到清热解毒的目的。

调和阴阳：中医认为"阴平阳秘，精神乃治""阴阳失调，百病丛生"，说明保持和调整机体阴阳的相对平衡是防病治病的关键。刮痧，对机体是一种良性刺激，通过皮肤的神经感受器和血管感受器的反射传导到神经中枢，调节兴奋与抑制过程，机体的各系统功能得以调整，机体的阴阳趋于相对平衡，达到阴平阳秘的协调状态。刮痧对内脏功能有明显的双向良性调整作用，如肠蠕动亢进者，在腹部和背部等处进行刮痧，可使蠕动亢进的肠道受到抑制而恢复正常；反之，肠蠕动功能减退者，则可促进其蠕动恢复正常。刮痧既可以加强大脑对身体各部分的调节功能，又使局部皮肤相对应的内脏及组织代谢功能旺盛，从而促进了人体阴阳的相对平衡，改善代谢功能。

行气活血：寒则气凝，瘀则气滞，气行则血行，气滞则血瘀。由于气、血、寒三者互为因果，从而形成气滞血瘀的病证。刮痧的良性刺激，可促进血流量和血液循环的加速，使人体气血得以畅通，从而达到行气活血的治疗作用。

温经散寒：刮痧刺激作用可以使局部产生热效应，通过皮肤感受器和经络传导至相应的内脏器官组织而使其产生兴奋，又由于刮痧面积较大，机体内的寒邪得以排出体外，从而达到"温经散寒，通络止痛"的双重治疗功效。

增强皮肤渗透性：刮痧可使表皮部分细胞间隔增加，汗腺充血，腠理开泄，使皮肤渗透性增强，从而可大大提高皮肤的渗透作用。这样，既有利于祛除邪气，又可为皮肤局部用药打下基础。真皮血管扩张及细胞吞噬能力的增强，明显有利于药物吸收而增强治疗效果。

调和气血，改善脏腑功能：当气血凝滞或经脉空虚时，刮痧的刺激可以引导人体营气、卫气的输布运行，鼓动经脉气血以滋养脏腑组织器官，温煦皮毛。同时，可以荡涤体内瘀血，使病邪得以祛除，气血得以畅通；又可使虚弱的脏腑功能得以振奋，加强祛除病邪的能力。当脏腑经脉气机逆乱、升降失常时，可通过穴位或相应部位的刮痧，协助气机恢复至正常的平衡状态，从而达到调和气血，改善脏腑功能的目的。

增强免疫功能：刮痧可使皮肤瘀血，从而产生一种类组胺的物质，该物质随人体的体液、气血周流于全身，作用于人体各个器官以增强其功能活动，促进机体的新陈代谢，恢复机体阴阳的相对平衡，改善脏腑功能活动，从而提高机体的整体素质和抗病康复能力，增强自身的免疫功能。

（四）刮痧治病的关键

刮痧刺激手法与针刺一样，要依据刺激的强度、时间和患者感觉的轻重等因素而定。也就是说，根据不同的疾病和病情，在人体体表的相应部位或穴位皮部给予刮痧刺激，或为兴奋，或为抑制，或为反射，或为诱导，从而产生调整脏腑生理功能的作用。通过不同的手法来实现刮痧治病的不同目的。

1. 常用手法

兴奋法：此法适用于虚证，即人体功能出现衰弱的症状，如机体发生麻木，感觉不灵敏，或运动神经麻痹，肌肉关节不能随意活动，或内脏功能减弱等症状，可给予轻微刺激，激发其活动功能；或给予中度刺激，兴奋其功能，使其旺盛。故此法又称为补法。

抑制法：此法适用于实证，机体出现功能异常亢进的症状，如肌肉痉挛、抽搐、神经过敏、疼痛、充血等，予以较长时间的强刺激，可使症状缓解，恢复正常功能，故又称泻法。

反射法：凡内脏、五官、脑髓所发生的疾患，因为刮痧不能直接刺激其局部，而只能作用于与其组织相连的神经，或是作用于与其组织相连的反应点，通过给以适当的刺激，调整组织生理功能的异常。如脑部或五官疾病取四肢末梢部位及风池、天柱等穴；肺病取肺俞、太渊穴等。

诱导法：如属功能亢进的症状，不在患部直接使用刺激抑制，而是在远隔的部位加强刺激，或分散患处神经的兴奋性，而达到缓解相应的症状。

上述四法中前两法为直接刺激，后两法为间接刺激，都是刮痧治疗中常用的方法，在应用上应该灵活掌握，要根据患者不同的疾病和病情有针对性地选用。

《灵枢·脉经》云："盛则泻之，虚则补之，热则疾之，寒则留之，陷下则灸之，不盛不虚以经取之。"表明刮痧治病，必须先辨证后施治，这是治病的基本法则，也是中医治病的重要特色。所谓辨证，就是将四诊（望、闻、问、切）所收集的患者一般情况、症状和体征（如脉象、舌象），通过分析辨清疾病的原因、性质、部位，以及邪正之间的关系，然后判断疾病为何种性质的证。论治，又称施治，则是根据辨证的结果，确定相应

三、刮痧

的治疗方法。中医认识和治疗疾病，是既辨病又辨证，辨病必先辨证，只有从辨证入手，才能正确地进行论治。辨证论治是中医诊断和治疗疾病的基本原则，辨证是决定治疗的前提和依据，论治是治疗疾病的手段和方法。

疾病在发生、发展的过程中，临床表现是千变万化、错综复杂的。致病因素也非常复杂，但无论何因、何病，都是脏腑经络功能失调的反应，失调的性质则不外乎阴阳、表里、虚实、寒热八纲，它们高度地概括了疾病的病位浅深，病邪性质，邪正盛衰，证候类别等情况。疾病的证候尽管

极其复杂，但基本上都可用八纲加以归纳。八纲辨证就是把千变万化的病证，归纳为表与里、寒与热、虚与实、阴与阳四对纲领性证候，用以指明疾病的治疗方向。因此，在刮痧治疗时，必须根据脏腑经络学说理论，通过四诊所得，采用八纲脏腑辨证方法确定疾病的性质和病变部位，才能决定选用哪种操作手法，同时确定治疗方案（即配方），选准相应刺激部位或穴位，有针对性地采用或泻或补的刮痧手法，以达到治疗目的。

一般来说，病在表、属实、属热者为阳证；病在里、属虚、属寒者为阴证，临床上阳证用泻法，阴证用补法，这是刮痧治病的基本准则。病邪在经络、在皮肤腠理的表证刮痧宜浅；病邪在脏腑、在筋骨的里证刮痧宜深。寒证用补法；热证用泻法；虚证用补法；实证用泻法。至于虚实兼夹者，应当根据虚实的轻重，或先补后泻，或先泻后补，或补泻兼施。

刮痧操作中力度的轻重、速度的缓急、时间的长短、作用点的深浅、选择刺激点的不同及多少等，均可直接影响刮痧的补泻作用和治疗效果，上述刮痧动作的完成都是依靠手法技巧来实现的。具体刮痧的补泻手法基本要求如下。

凡操作时间较短，力量渗透表浅，作用范围比较局限的，对皮肤、肌肉有兴奋作用的手法称为"补法"。反之，凡操作时间较长，力量渗透较深厚，作用范围比较广泛,对皮肤、肌肉组织有抑制作用的手法称为"泻法"。

操作顺着经脉运行方向刮痧的为"补法"，逆着经脉运行方向刮痧的为"泻法"。

除刮痧手法外，还必须根据诊断、辨证和具体病情来研究刮痧治病所取用的刺激部位和穴位（刺激点）。

脏腑经络功能失去平衡或协调的情况有两种，一是太过，二是不及。所谓太过是指组织受中枢神经的支配发生亢进的现象，如体温升高，充血发炎、疼痛、痉挛等；所谓不及是指神经呈衰弱不足的现象，如食欲不振、体倦乏力、心悸、气短、麻痹等。中医理论认为，太过和不及是在致病因素作用下，分别引起的邪盛（太过）或正虚（不及）的结果。疾病种类虽多，且千变万化，但不外乎"邪盛"和"正虚"这两个范畴。

刮痧治疗是依据症状表现选取相关的经络路线或相应部位，或穴位，予以适当手法进行刮痧刺激，达到调整作用。对紧张太过者使其抑制，用泻法（重刮痧）；对虚弱不及者使其兴奋，用补法（轻刮痧）。

2. 取穴原则

各个系统疾病的治疗取穴原则，一般可分为按部位取穴和按作用刺激点取穴两种。其具体内容如下。

（1）按部位取穴

呼吸系统疾病：上呼吸道疾病主要取上肢肘关节以下的手掌桡侧线和手背桡侧线及正中线的穴位，以及口鼻区、颈前区的穴位；肺部疾病主要取背部第1~5胸椎间各线和胸部乳房以上的穴位，以及上肢常取桡侧线的穴位。本系疾病也可取风门、肺俞、脾俞、中府、膻中等穴。

消化系统疾病：主要在腹部取穴。对于胃的疾病一般取脐以上的穴位；对于肠的疾病取平脐和脐以下的穴位；对于食管的疾病，可配合取胸部正中线的穴位；对于肝脏的疾病，可取背部、上腹部和右侧乳房以下胸部的穴位。本系疾病还可取膈俞、肝俞、胆俞、脾俞、胃俞、三焦俞、大肠俞、期门、上脘、中脘、天枢、关元、至阳、足三里等穴。

循环系统疾病：主要取上肢肘部和肘以下掌面正中线、尺侧线和背面尺侧线的穴位，也可取后项部和下肢前正中线和前外侧线的穴位，以及上肢肘部以下手掌背面正中线的穴位，下肢膝部以下前正中线和后正中线的穴位及心俞、厥阴俞、督俞、肝俞、脾俞、灵台、神道、巨阙等穴。

泌尿生殖系统疾病：主要取下腹部和腰骶部的穴位，以及下肢内侧面的穴位及肝俞、脾俞、肾俞、膀胱俞、关元、八髎、中极。

内分泌系统疾病：取心俞、肺俞、脾俞、肝台等穴。

运动系统疾病：主要取第11胸椎至腰骶椎两侧及肩部、臀部、大腿的穴位，如肾俞、脾俞、肩髎、肩贞、肩中俞、肩外俞、八髎、环跳、秩边、殷门、伏兔、风市、命门、腰阳关等穴。

眼病：主要取眼部、后项部、头部和背部胸的穴位，上肢肘关节以下手背面尺侧的穴位，以及下肢膝部以下前外侧线的穴位。

耳病：主要取耳、颞部和头后区耳郭附近的穴位，上肢肘关节以下手背桡侧面和正中线的穴位。

其他：对于增强抵抗力者，主要取人体脊背上部和肘关节、膝关节附近的穴位，治疗神经衰弱也可以应用这些部位的穴位；对于止痛者，主要取远隔部位的穴位，若有肌肉或关节痛，则配合患部或其附近的穴位；对于瘫痪者，则需取患部的穴位；对于脏腑活动表现功能亢进者，可取远隔的穴位；对于脏腑活动表现功能衰退者，则需取患部附近的穴位；对于虚脱者，则取全身的穴位，如头面部的上星、人中，躯干部的中脘、鸠尾穴，手部的合谷，手指末端的十宣，足部的内庭、隐白等；对于由于新陈代谢障碍引起的痛风者，采取全身和局部穴位并用；对于局部症状的发作，如在趾间关节的冻疮，局部穴位可取行间、太冲和中封，全身穴位可取足三里、大肠俞和大杼，往往很快见效；对于扭伤引起的局部瘀血和疼痛者，仅用局部性穴位即可。

（2）按作用刺激点取穴

因症状不同，刺激点也随之不同，综合刮痧刺激的目的，主要有强壮、镇静、调整三种作用，具体内容如下。

1）具有强壮作用的主要刺激点：主要有增强功能兴奋、营养摄取和免疫预防三种作用，刮痧刺激随疾病的不同而不同。

神经系统疾病：神经系统疾病分中枢性和周围性两类，两者虽都受大脑皮质的控制，但刮痧的刺激点却不一样。中枢神经系统疾病的强壮刮痧刺激点分布在头部有头发之处，如囟会、通天、承光、百会、后顶、哑门、风池、上星、天柱、完骨等穴位；周围神经系统疾病的强壮刮痧刺激点，则分布在患处范围附近的穴位以及沿神经干线的穴位。

呼吸系统疾病（包括鼻、喉、肺、气管的疾病）：鼻部疾病以上星、通天、迎香为主要强壮刮痧刺激点；咽喉疾病以风池、肩井、天柱为主要刮痧刺激点；肺与气管疾病，以身柱、魄户、膏肓、肺俞、督俞为主要刮痧刺激点；预防感冒，以风门、大椎、身柱为主要刮痧刺激点。

泌尿生殖系统疾病：以关元、气海、水道、命门、肾俞、腰阳关、关元俞、小肠俞、膀胱俞、八髎为主要强壮刮痧刺激点。

内分泌系统疾病：强壮生殖功能，以百会、关元、命门、腰阳关为主要刮痧刺激点。

运动系统疾病：以百会、阳关、陶道、大抒、上髎为主要强壮刮痧刺激点。

五官疾病：耳目疾病，以关元、肝俞、肾俞、命门为主要强壮刮痧刺激点。一般保健刮痧法，以关元、足三里为主要刺激点，能促进血液循环，提高人体免疫力。

2）具有镇静作用的主要刺激点：镇静作用包括消炎、降逆、镇静、镇痉四种作用，可以抑制组织生理功能的异常亢进，选用的刮痧刺激点随症状而不同。

有消炎作用的刮痧点：多选用远离病灶部位的穴位，如头面五官的炎症，以后溪、合谷、至阳、足临泣为主要刮痧刺激点；口腔咽喉的炎症，以鱼际、少商、内庭、照海为主要刮痧刺激点；心肺的炎症以大陵、列缺、内关、太渊为主要刮痧刺激点；胸腔炎症以少府、阳陵泉、内关、丘墟为主要刮痧刺激点；胃肠炎症，以足三里、内庭、公孙、行间为主要刮痧刺激点；肝胆炎症，以丘墟、外关、太冲、合谷为主要刮痧刺激点。委中、尺泽部及指（趾）尖，是放痧法处理急性炎症必须采用的刺激点。

有降逆作用（主要针对有呛咳、呕吐、疝痛等有痉挛性、上冲性特点的病症）的刮痧刺激点：主要取天突、中脘、太渊、气海、内关、公孙、足三里、大敦、三阴交等穴。

对于疼痛和痉挛性疾病，刮痧疗法大多要根据急性、慢性的不同性质而选取相应的刮痧刺激点。急性类疾病与消炎作用的刮痧刺激点相同；慢性类疾病的刺激点则在病灶部位选取，或配合有消炎作用的刺激点作为诱导。但对于同一刺激点，如用以消炎作用应重刮痧必须出现紫斑；如用以诱导作用，宜轻刮痧且时间要长。

3）具有调整作用的主要刮痧点：刮痧的调整作用，是指在一般生理作用发生异常而形成病症的情况下，不论其性质为亢进或衰弱，经刮痧而症状得以消除。这里所指的就是具有通便、利尿、发汗三种作用的刮痧刺激点，通便以天枢、大肠俞、支沟、水道、承山为主要刮痧刺激点；利尿以中极、阴陵泉、三阴交、足三里为主要刮痧刺激点；发汗以合谷、外关、大椎、经渠为主要刮痧刺激点。

其他疾病的常用刮痧点：脾脏肿大的主要刮痧刺激点是脾俞、意舍、肓门；肺结核的主要刮痧刺激点为肺俞、身柱、督俞；心脏病的主要刮痧刺激点为心俞、通里、神门、内关；肾脏病的主要刮痧刺激点是肾俞、三焦俞；耳部疾病的主要刮痧刺激点为翳风、听宫；口腔疾病的主要刮痧刺激点是大陵、中冲；牙齿疼痛的主要刮痧刺激点是合谷、下关；咽喉疾病的主要刮痧刺激点是少商、鱼际；上肢疾病的主要刮痧刺激点是陶道、肩髃、大抒、曲池；下肢疾病的主要刮痧刺激点是环跳、委中、膝阳关、阳陵泉；精神、癫痫类疾病的主要刮痧刺激点是神门、鸠尾、上脘、丰隆；黄疸的主要刮痧刺激点是至阳、腕骨。

每个患者的年龄、身体素质、营养状况等情况不同，在症状表现上也会有偏重偏轻的不同，所以临床应用中，在选用上述刮痧刺激点时应有变通，配合其他症状所需要的刮痧点做共同治疗，不要以主要刮痧点作为固定标准。

刮痧治病要取得应有的疗效，除了掌握上述取穴方式外，还需掌握刮痧治疗的时机与取穴多少及治疗间隔时间。人们的生活条件、身体素质、神经功能状态和患病原因不同，表现的症状也各有不同。有的患者刮痧1次即见效，有的患者则往往需要数次甚至10余次才能收效。即使是同一种疾病，有的患者刮痧1~2次就可痊愈，而有的患者则要反复多次才能见效。有的疾病治疗需要1日1次，或隔日1次，有的疾病则要1日数次。有的疾病发作时治疗有效，如急性胃炎在发作时治疗能治愈；有的疾病在刚发作时治疗能控制发展，如休克在出现头晕、怕冷、全身无力、皮肤苍白的症状时，立刻取人中或合谷可以阻止病情的进一步发展，并消除已出现的症状等。一般而言，急性疾病宜早，慢性疾病宜缓，发作性疾病在发作时或发作前可给予刮痧治疗。总之，应根据患者的具体病情、疾病发作规律、刮痧反应等情况，掌握恰当时机给予及时的治疗。

刮痧刺激必然会损伤神经纤维与肌纤维，如果刮痧部位太多，易引起身体疲劳、食欲减退等。所以，要经过7日的休息，身体恢复后才能进行下次治疗，而且不能重复在原部位实施第2次刮痧，只可选其他的部位或穴位皮部。总之刮痧时重点取穴或相应部位不必过多，这就是精减疏刺之法，以免损伤人体组织。如果选取2~3条经络的部位或穴位，经数次刮痧不见效果，可能多刮痧几处才可见效，一般规律如下。

新病体力未衰的患者，每次以4~8个部位为宜；体衰、年老患者及妇女、儿童必须减少部位，一般以4~5个部位为宜；慢性病患者的刮痧部位一般不宜超过4个；体力衰弱的患者，刮痧手法宜轻不宜过重。

新病患者可以每日刮痧。第1次刮痧瘀痕以红紫色瘀点为宜，忌见瘀斑。每个刮痧红色瘀点的部位必须在7日后才能再刮痧，在此期间可以更换其他部位，使受刺激的神经与肌肉皮肤有新生的机会。

此外，有的疾病刚开始刮痧时疗效显著，久刮痧见效迟缓甚至有所退步，这种情况下应该让患者休息数日后再行刮痧疗法。

总之，在可能的范围内应尽量精减刮痧部位，避免滥用或过多使用泻法刮痧，以减少患者不必要的痛苦。治疗间隔和时间长短应视患者病情缓急与体质的强弱而定，一般以患者不感到疲劳为原则。

（五）刮痧疗法的适应证与禁忌证

在临床实际应用中，熟悉和掌握刮痧疗法的适应证和禁忌证是十分必要的。

1. 适应症

刮痧疗法的适用范围十分广泛，凡针灸、按摩疗法适用的疾病均可用本疗法治疗。临床经验证明，本疗法不仅适用于痧证，内科、外科、妇科、儿科、皮肤科、眼科和耳鼻咽喉科等临床多种常见病和部分疑难病症均可治疗，而且都有较好的疗效。

内科疾病：如上呼吸道感染、外感热病、支气管炎、支气管哮喘、肺炎、肺结核、肺气肿、细菌性痢疾、结肠炎、胸膜炎、急性胃肠炎、消化性溃疡、肾炎、风湿、类风湿关节炎、肩周炎、慢性肝炎、高血压、低血压、冠心病、肺心病、心律失常、坐骨神经痛、肋间神经痛、阑尾炎、胆绞痛、泌尿系结石、胰腺炎、前列腺炎、肠梗阻、糖尿病、甲状腺功能亢进、肥胖症、面神经麻痹、神经衰弱、贫血、胃下垂、白细胞减少症、男性不育症、头痛、偏头痛、胃脘痛、呕吐、反胃、腹痛、腹泻、腰痛、便秘、眩晕、失眠、感冒、虚劳、厥证、健忘、心悸、癫痫、遗精、阳痿、早泄、郁证、中暑等。

妇科疾病：如月经不调、痛经、闭经、崩漏、带下病、妊娠恶阻、产后缺乳、产后大便困难、产后腹痛、产后发热、更年期综合征、盆腔炎、乳腺增生症、乳腺炎、流产后综合征、子宫脱垂、外阴瘙痒、不孕症等。

儿科疾病：如小儿支气管炎、腮腺炎、发热、呕吐、泄泻、厌食、夜啼、疳积、百日咳、小儿遗尿、消化不良、营养不良，惊风等。

皮肤科疾病：如神经性皮炎、寻常性鱼鳞病、硬皮病、皮肤瘙痒症、过敏性皮炎、带状疱疹、湿疹、痤疮、丹毒、荨麻疹、雀斑、黄褐斑等。

眼科疾病：如泪囊炎、沙眼、睑腺炎（麦粒肿）、睑缘炎、结膜炎、视神经萎缩、目痒、目翳、远视、近视等。

耳鼻咽喉科疾病：如鼻炎、鼻窦炎、慢性咽炎、扁桃体炎、鼻塞、鼻出血等。

其他：伤外科疾病如颈椎病、肱骨外上髁炎、腰椎间盘突出症、急性腰扭伤、腰椎管狭窄症、腰肌劳损、肋软骨炎、股外侧神经炎、骨质增生症、足跟痛、腰腿痛、软组织损伤、脉管炎、毛囊炎、落枕、痔疮等。

需要说明的是，病情有轻重，病症有虚实，在上述适应证中，有的可以单独使用刮痧疗法；有的可以刮痧为主，同时配合其他疗法治疗；对于有的疾病，刮痧只起到辅助的治疗作用。在刮痧无效时，要及时调整治疗方案或改用其他疗法施治，以免延误病情。

2. 禁忌症

刮痧疗法有其适应证，也有其禁忌证。以下几种疾病属于本疗法的禁忌证：①狂犬病；②破伤风；③有心功能或肺功能衰竭者；④血小板减少症；⑤活动性出血性疾病、血友病、白血病以及有凝血障碍的患者；⑥恶性肿瘤中晚期；⑦精神失常及精神病发作期；⑧对刮痧恐惧或过敏者；⑨身体极度消瘦或出现恶病质者等，均不宜使用刮痧疗法治疗。

凡皮肤上有痈疽、疖肿、溃烂、瘢痕、不明原因的皮肤包块及传染性皮肤病等，均不宜直接在病灶部位进行刮痧。此外，妊娠妇女的腹部及双侧乳房也不宜刮痧。

凡危重病症，如急性传染病、重症心脏病等，尽可能立即送往医院观察治疗，在无救治条件的情况下，可用刮痧疗法予以救急，为患者争取更多的抢救时间和抢救机会。年老体弱、空腹以及女性的面部，均忌用大面积强力重刮痧。对有皮肤过敏史的患者，不宜用其过敏物为工具进行刮痧。

（六）经络与常用刺激部位、穴位及主治

1. 经络的概念

经络，是经脉和络脉的总称。经，有路径的意思，经脉是经络系统中纵行的干线，大多循行于深部；络，有网络的意思，是经脉的分支，循行于较浅的部位，有的分布于体表。经脉有一定的循行路线，而络脉则纵横交错，无处不到，网络全身。

经络相贯，遍布全身，通过有规律地循行和广泛地联络交会，构成了经络系统，把人体的五脏六腑，器官孔窍以及皮肉筋骨等组织连接成一个统一的有机整体。所以说，经络是运行全身气血，联络脏腑肢节，沟通内外上下，调节体内各部分的一种特殊通路。

2. 经络系统的组成

经络系统由经脉、络脉及其连属部分组成。经脉和络脉是它的主体，其连属部分，在内属五脏六腑，在外连属于筋肉皮肤。

（1）经脉

经脉分正经和奇经两大类，为经络系统的主要部分。

1）十二正经：即手足三阴经（太阴、少阴、厥阴）和手足三阳经（太阳、少阳、阳明），又称"十二经脉"。左右对称，各自分属于一个脏或一个腑，是气血运行的主要通道。

十二经脉的走向和交接规律：十二经脉的走向和交接有一定的规律，正如《灵枢》所说："手之三阴，从胸走手；手之三阳，从手走头；足之三阳，从头走足；足之三阴，从足走腹。"即：手三阴经，起于胸，从胸走手，交于手三阳经；手三阳经，起于手，从手走头，交于足三阳经；足

三阳经，起于头，从头走足，交于足三阴经；足三阴经，起于足，从足走腹（至胸），交于手三阴经。这样就构成一个"阴阳相贯，如环无端"的循环路径。

从十二经的走向可以看出，阳经与阳经交接于头面，阴经与阴经交接于胸腹，阴经与阳经交接于四肢末端。

十二经脉的分布规律如下所述。

头部：头为诸阳之会，手足六阳经脉皆会于头。阳明经行于面部、额部；太阳经行于面颊、头顶及后颈部；少阳经行于头部两侧。

四肢部：阴经行四肢的内侧，阳经行于四肢的外侧；内侧三阴经，太阴在前，厥阴在中，少阴在后；但下肢内踝上八寸以下，厥阴在前，太阴在中，少阴仍在后；外侧三阳经，阳明在前，少阳在中，太阳在后。

手足三阴与手足三阳经脉，通过经别和别络互相沟通，组合成六对"表里相合"关系。即手太阴肺经与手阳明大肠经为表里；手厥阴心包经与手少阳三焦经为表里；手少阴心经与手太阳小肠经为表里；足太阴脾经与足阳明胃经为表里；足厥阴肝经与足少阳胆经为表里；足少阴肾经与足太阳膀胱经为表里。凡具有表里关系的经脉，均循行分布于四肢内外两个侧面的相对位置，并在手或足末端相互交接。

十二经脉的表里关系，不仅使相互表里的两经加强了联系，而且使表里的一脏一腑在生理功能上互相配合，在病理上也可相互影响。在治疗上，相为表里的两经的腧穴可以交叉使用。

2）奇经八脉：即督、任、冲、带、阴跷、阳跷、阴维、阳维等脉的合称。有统率、联络和调节十二经脉的作用。这些经脉"别道而行"，它们的分布不像十二经脉那样规则，且无脏腑络属关系，与正经有别，故名奇经。奇经八脉纵横交叉于十二经脉之间，具有如下几方面的作用。一是加强十二经脉之间的联系，如督脉"总督诸阳"，任脉为"诸阴之海"；冲脉通行上下，渗灌三阴三阳；带脉"约束诸经"，沟通腰腹部的经脉；"阳维维于阳"，组合所有的阳经；"阴维维于阴"，组合所有的阴经等。

二是调节十二经脉的气血，十二经脉气血有余时，则流注于奇经八脉，蓄以备用；十二经脉气血不足时，可由奇经"溢出"，予以补充，从而保持正经气血的相对恒定状态，维持机体生理功能的需要。古人把正经比作江河，奇经犹如湖泽。三是奇经与肝、肾等脏及女子胞、脑、髓等奇恒之腑的关系较为密切，相互之间在生理、病理上均有一定的联系。

3）十二经别：是从十二经脉别出的经脉。十二经别的作用，除了加强十二经脉中相为表里的两经的联系外，并通过某些正经未能达到的器官与形体部位，补正经之不足。十二经别是从十二经脉离合出入，深入体腔的别出经脉。其循行是由四肢（肘、膝以上）走入内脏，复出头颈，具有沟通脏腑表里的作用。

（2）络脉

络脉有别络、浮络、孙络之分。

1）别络：较大的和主要的络脉，其中十二经脉和任、督二脉各有一支别络，再加上脾之大络，合称"十五别络"。其主要功能是加强表里两经之间在体表的联系，并有渗灌气血的作用。

2）浮络：浮行于浅表部位的络脉。

3）孙络：最细小的络脉。

（3）连属部分

十二经筋和十二皮部是十二经脉与筋肉和体表的连属部分。

1）十二经筋：是十二经脉与筋肉的连属部分，即十二经脉循行部位上分布于筋肉系统的总称。十二经脉起于四肢末端，行于关节部分，上至颈项头面，但不入内脏；是十二经脉之脉气输注、积聚，散布于筋、肌肉、关节的体系，有约束骨骼、利于关节屈伸活动的功能。

2）十二皮部：是十二经脉在体表的连属部分，即十二经脉在体表一定部位上的反应区，在外主管皮毛腠理的开合，位于人体最外层。十二皮部是机体卫外的屏障，同时又是病邪出入人体的门户。在病理状态下，外邪（邪气）可以通过皮部而深入络脉、经脉。因此，痧疗法是以经络为依据，以皮部为着眼点。刮痧对皮肤的刺激主要是以线与面的形式出现，自然也包括对穴位点的刺激，但是刮痧对穴位点的刺激往往不要求像针灸治疗那样准确，因刮痧刺激面积宽，即使取穴有偏，也在刺激之中。故有"宁失其穴，不失其经"的说法，说明经络皮部对刮痧治病非常重要。

3. 腧穴的主治特点和规律

腧穴（穴位）是人体脏腑经络之气输注于体表的部位。"腧"与"输"同，有转输的含义，"穴"即孔隙的意思。人体的腧穴均分别归属于各经络，而经络又隶属于一定脏腑，这样就使"腧穴—经络—脏腑"之间的相互联系不可分割。

（1）腧穴的主治特点

腧穴的作用与脏腑、经络有密切关系，主要表现在反应病症、协助诊断和接受刺激、防治疾病两方面。

1）反应病症、协助诊断：腧穴在病理状态下具有反应症状的作用。如胃肠疾患者，常在足三里、地机等穴出现压痛或过敏反应，有时并可在第 5 至第 8 胸椎附近触及软性异物；有肺脏疾患者，常可在肺俞、中府等穴有压痛、过敏反应及皮下结节。因此，临床上常用刮痧板在背俞穴、募穴、郄穴、原穴等处反复推刮，观察腧穴处是否有压痛和出痧情况，以协助诊断。

2）接受刺激、防治疾病：腧穴不仅是气血输注的部位和邪气所客之处，还是刮痧防治疾病的刺激点。腧穴防治疾病的关键就是通过接受适当的刺激以通其经脉，调其气血，使阴阳归于平衡，脏腑功能趋于和调，从而达到扶正祛邪的目的。腧穴在防治疾病方面可从以下三个方面加以论述。

近治作用：这是一切腧穴（包括十四经穴、奇穴、阿是穴）主治作用具有的共同特点。这些腧穴均能治疗该穴所在部位及邻近组织、器官的病症。如眼区的睛明、承泣、四白等穴，均能治眼病；耳区的听宫、听会、耳门、翳风等穴，均能治疗耳病；胃脘部的中脘、建里、梁门等穴，均能治疗胃病等。

远治作用：这是十四经腧穴主治作用的基本规律。在十四经腧穴中，尤其是十二经脉分布在四肢肘、膝关节以下的腧穴，不仅能治局部病症，而且能治疗本经循行所及的远隔部位的组织、器官、脏腑的病症，有的甚至具有影响全身的作用。如合谷穴，不仅能治上肢病症，而且能治颈部和头面部病症，同时还能治外感病的发热；足三里穴不但能治疗下肢病症，而且对调整消化系统的功能，对人体防卫、保健、免疫反应方面都具有很大的作用。

特殊作用：临床实践证明，刮痧板推刮某些腧穴，对机体的不同状态，可起着双重性的良性调整作用。如泄泻时，刮天枢能止泻；便秘时，刮天枢又能通便。心动过速时，刮内关能减慢心率；心动过缓时，刮内关又可使之恢复正常。此外，腧穴的治疗作用还具有相对的特异性，如大椎退热，至阴矫正胎位等，均是其特殊的治疗作用。

（2）腧穴的主治规律

每个腧穴都有较广泛的主治范围，这与其所属经络和所在部位的不同有直接关系。无论腧穴的局部治疗作用，还是邻近或远隔部位的治疗作用，都是以经络学说为依据的，简言之，"经络所通，主治所及"。腧穴的主治规律，一般可以从腧穴的分经、分部两方面来归纳。

1）分经主治规律：十四经腧穴的分经主治，既能主治本经的病证，又能主治二经相同的病证，或主治三经相同的病证。说明分经主治既有其特性，又有其共性。

2）十四经腧穴的分经主治各有其特点，如头、面、颈项部的腧穴，除个别能治疗全身性疾患或四肢疾患外，绝大多数均治局部病症；胸腹部腧穴，大多可治脏腑及急性疾患；背腰部腧穴，除少数能治下肢病外，大多可治局部病症、脏腑和慢性疾患；少腹部腧穴，除能主治脏腑疾患外，还能治全身性疾患；四肢部肘膝以上的腧穴，以治局部病证为主；肘膝以下至腕、踝部的腧穴，除能治局部病证外，还能治脏腑疾患；腕踝以下的腧穴，除能治局部病证外，还能治头面、五官病证，以及发热、神志病等全身性疾患。

4. 特定穴

特定穴是指十四经中具有特殊治疗作用，并行特定称号的腧穴。包括在四肢肘、膝以下的五输穴、原穴、络穴、郄穴、八脉交会穴、下合穴；在胸腹、背腰部的背俞穴、募穴；在四肢躯干部的八会穴以及全身经脉的交会穴。

（1）五输穴的应用

十二经脉在肘膝关节以下各有五个重要经穴，分别名为井、荥、输、经、合，合称"五输穴"。

古人把经气运行过程用自然界的水流由小到大、由浅入深的变化来取类比象形容，把五输穴按井、荥、输、经、合的顺序，从四肢末端向肘、膝方向依次排列。井穴多位于手足之端，比喻为水的源头，是经气所出的部位，即"所出为井"；荥穴多位于掌指或跖趾关节之前，比喻为水流尚微，萦迂未成大流，是经气流行的部位，即"所溜为荥"；输穴多位于掌指或蹠趾关节之后，比喻为水流由小而大、出浅注深，是经气渐盛，由此注彼的部位，即"所注为输"；经穴多位于腕踝关节以上，比喻为水流变大，畅通无阻，是经气正盛运行经过的部位，即"所行为经"；合穴位于肘膝关节附近，比喻为江河水流汇入湖海，是经气由此深入，进而会合于脏腑的部位，即"所入为合"。

五输穴是十二经脉之气出入之所，因此具有主治五脏六腑病变的作用，"病在脏者，取之井；病变于色者，取之荥；病时轻时甚者，取之输；病变于音者，取之经；经满而血者，病生胃；及以饮食不节得病者，取之于合。"

井穴：根据五输穴理论，井穴是阴阳交会、气血流注的起点，主要作用可归纳为以下两点。①开窍泻实。经脉中气血失调、气机闭结所致的中风昏倒、不省人事、昏厥、癫狂等症，及急性热病、烦满躁动、咽喉肿痛、经脉所过之处红肿热痛等，均可取井穴刮痧，有开窍醒神、清泻实热的作用。因为人的五脏是储藏精、气、血、神的场所，井穴又为脏腑经脉的循行交接之处，所以刮井穴可以通贯经脉脏腑之气，而治急病和热病。②通经宣痹。凡血少不荣，气虚不煦而出现的肢体麻木不用、乳汁不通、小便不利等，在井穴刮痧有一定疗效。如大拇指麻木不仁，可点刮商等穴。井穴运用范围较广，病证无论虚实寒热，均可施用。阳经井穴主要在于泻实祛邪，阴经井穴则能行血、行气、补虚。如隐白可以治疗妇人漏血不止、足寒不温等。

荥穴：凡各经热病初起，病变于色者，皆可取其荥穴治疗，即"荥主身热"。荥穴主治一切热性疾病，包括实热和虚热。如外感肺热、咳嗽面赤，可刮鱼际以清泻肺热；阴血不足引起的掌中发热及全身虚热，可刮鱼际，以清退虚热、滋养阴血；病症时冷时热，可刮小肠经荥穴前谷。

输穴：有益气化湿，通经活络，散瘀止痛之效。凡寒湿留滞，经气不畅所致的一切肢体疼痛，时轻时重的各种疼痛疾病，以及由于气虚而水湿不化引起的水肿胀满、咳喘、倦怠、遗尿、大便溏泄等一类证候，都可以选用输穴来进行治疗，即"输主体重节痛"。如上肢内侧痹痛，可取大陵、太渊；下肢痹痛，可取太冲、太溪治疗等。

经穴：有疏通经络、清热祛寒的治疗功效。主治肺经受邪引起的寒热咳喘及风寒外邪客于经脉引起的身寒不温，妇人月经不调、经血不畅等病证。另外，根据"病变于音者，取之于经"的原则，各经病变累及某一脏器时，也可取该经经穴治疗，以调整其偏盛偏衰。如脾经"上连舌本，散于舌下"，所以本经发生的舌体强痛，可取本经经穴商丘治疗；三焦经热盛，目赤、胁痛、大便不通者，可取本经经穴支沟，以清泻三焦之热，降逆通腑。"经主咳喘寒热"是指经穴主治范围的代表证候。

合穴：具有调脏腑，益精气的作用。凡是因为脏腑功能不和出现的胀满、泄泻、气逆、结滞等，使用合穴多有一定的治疗效果。尤其对于胃肠疾病及一切慢性疾病，合穴具有健脾益胃、扶正培元、祛邪防病的效果。如足三里可治一切胃肠疾病，阴陵泉有利尿作用，少海可治心脏疾病。

上述"井、荥、输、经、合"五输穴的主治病证，是从它们各自的主治共同性讨论的。五输穴的主治个性，则属于它们的生克关系。

根据五输穴的主治性能与木、火、土、金、水五行的配合，并结合脏腑的五行属性，提出了"虚者补其母，实者泻其子"的运用方法。

（2）募穴、俞穴的应用

募穴是五脏六腑之气汇集在胸腹部的腧穴，俞穴是脏腑之气输注于背部的腧穴。募为阴，分布在胸腹部，是阳病行阴的重要处所。俞为阳，分布在背部的膀胱经内，为阴病行阳的重要位置。每一脏、腑均有各自所属的募穴和俞穴，募穴和俞穴与各自所属的脏、腑有密切关系。在临床中，每一个脏、腑发生病变时，常在所属的募穴或俞穴出现疼痛或过敏反应等。因此当某一脏、腑发病时，即可选取该脏或腑所属的募穴、俞穴进行治疗。临床上，脏病多选用腰背部的俞穴，如肾病可取肾俞，肝病可取肝俞等；腑病多选用胸腹部的募穴，如胃病可取中脘，大肠病多取天枢，小肠病多取关元，膀胱病多取中极等。此外，背俞穴不但可以治疗与其相应的脏腑病证，也可以治疗与脏腑相关的五官九窍、皮肉筋骨等病症，如肝俞既能治疗肝病，还能治疗与肝有关的眼睛疾病、筋脉痉挛等病；肾俞既能治疗肾病，也可治疗与肾有关的耳鸣、耳聋、阳痿及骨病等。

由于脏腑之气与俞穴、募穴相通，当五脏六腑发生病变时，募穴与俞穴可同时取用，称为俞募配穴法。俞募相配，不仅能治疗脏腑本身的疾病外，还可以治疗病理上与内在脏器相关联的疾患。如心俞配巨阙，可治心悸、怔忡、心痛、失眠、健忘、癫痫等；肝俞配期门，主治肝病、胁肋痛、黄疸、呕吐吞酸、往来寒热等；脾俞配章门，主治脾病、腹胀、肠鸣、泄泻、水肿、胁痛、黄疸等；肺俞配中府，主治肺病、咳嗽、哮喘、咯血等；

肾俞配京门，主治肾虚腰痛、带下、遗精等；胆俞配日月，主治胁痛、胀满、呕吐、黄疸等；小肠俞配关元，主治小便癃闭、遗尿、消渴等；大肠俞配天枢，主治腹胀、大便秘结或泄泻、水肿等；膀胱俞配中极，主治小便不通或尿急、尿频、遗尿和各种淋证等，胃俞配中脘，主治胃痛、消化不良、呕吐等；三焦俞配石门，主治水肿、小便不利；厥阴俞配膻中，主治胸膈满闷、呼吸困难等。

（3）原穴、络穴的应用

原穴是脏腑的原气输注经过留止的部位。原气来源于肾间动气，是人体生命活动的原动力，通过三焦运行于脏腑，是十二经脉的根本。原穴是脏腑原气所留止之处，脏腑发生病变时，就会相应地反映到原穴上来。十二经脉各有一原穴，均分布在四肢腕踝关节的附近。原穴可以治疗各自所属脏腑的病变，也可根据原穴的反应变化推断脏腑功能的盛衰。取原穴进行刮痧能使三焦原气通达全身，从而发挥其维持正气、抗御病邪的作用。络穴是络脉在本经别出部位的腧穴，十二经脉的络穴位于四肢肘膝关节以下，任脉络穴为鸠尾，督脉络穴为长强，脾之大络为大包。络穴各主治其络脉的病证，如手少阴心经的病变，无论是实证的胸中支满，还是虚证的不能言语，都可以取其络穴通里来治疗。络穴又具有沟通表里两经的作用，故有"一络通二经"之说。因此，络穴不仅能够治疗本经病变，还能治其相表里之经的病变，如手太阴肺经的络穴列缺，既能治肺经的咳嗽、喘息，又能治手阳明大肠经的头项痛、齿痛等疾患；又如足太阴脾经的络穴公孙，既能治疗腹痛、泄泻、水肿的脾经病症，又能治疗呕吐、胃痛、饮食不消的胃经病症。

原穴和络穴，在临床上既可单独应用，也可相互配合应用。相互配合应用时，称为"主客原络配穴法"，是临床常用的配穴方法。主客原络配穴法是以原发疾病经脉的原穴为主，以相表里的经脉的络穴为客，二穴一主一客，相互配合，能贯彻上下、通达内外，对内脏与体表疾患均有较好的治疗作用。如太渊配偏历，主治咳嗽、气喘、上肢水肿；合谷配列缺，主治外感咳嗽、偏正头痛；太白配丰隆，主治胸腹胀闷、痰饮咳嗽；冲阳配公孙，主治胃痛呕吐、肠鸣腹痛；神门配支正，主治心悸、怔忡、癫痫；腕骨配通里，主治头项强痛、舌强不语；京骨配大钟，主治头腰背痛、目疾、足痛；太溪配飞扬，主治头痛、目眩、咳嗽、咽肿；大陵配外关，主治胸胁疼痛、心烦、吐血；阳池配内关，主治胸胁胀痛，头痛发热；丘墟配蠡沟，主治少腹疝痛、胁肋胀痛；太冲配光明，主治肝胆火旺、目赤肿痛等。

（4）八会穴的应用

八会穴，是指脏、腑、气、血、筋、脉、骨、髓等精气所会聚的腧穴。

八会穴与其所属的脏、腑、气、血、筋、脉、骨、髓的生理功能有着密切关系。如章门为脏之会穴，是因为五脏皆禀于脾，为脾之募穴也；中脘为腑之会穴，是因为六腑皆禀于胃，为胃之募穴也；膻中为气之会穴，是因为它是宗气所汇聚的地方，为心包之募穴也；膈俞为血之会穴，是因为它位于心俞、肝俞之间，心主血，肝藏血故也；大杼为骨之会穴，是因为它距椎骨较近。在治疗方面，凡与此八者有关的病证均可选用相关的八会穴来治疗。如章门主治五脏病，以肝脾病为主；中脘主治六腑病，以胃与大肠病为主；膻中主治一切气病，如胸膈胀满、呕逆嗳气、噎膈、呼吸不利、哮喘等；膈俞主治一切血症，如咯血、吐血、衄血、尿血、便血、崩漏、痔疮出血及外伤出血等；阳陵泉主治筋病，如抽搐、半身不遂、瘫痪、痿痹、疼痛等；大杼主治骨病，如周身关节疼痛、项背强急、角弓反张等；绝骨主治髓病，如下肢痿软、瘫痪、疼痛等；太渊主治一切脉病，如无脉症、心肺疾患等。在临床上，八会穴常常与郄穴配合应用。

（5）郄穴的应用

郄穴是各经经气所深聚的地方，大多分布在四肢肘膝以下。

十二经脉各有一个郄穴，阴跷脉、阳跷脉及阴维脉、阳维脉也各有一个郄穴，合为十六郄穴。临床中，郄穴用于治疗本经循行部位及所属脏腑的急性病证。阴经郄穴多治血证，如中都治崩漏；孔最治咯血；地机治顽固性头痛；心胸疼痛取郄门、阴郄；足跟肿痛取水泉等。阳经郄穴多治急性疼痛，如颈项痛取外丘；急性腰扭伤取养老；胃脘疼痛取梁丘；小儿惊风、癫痫、耳聋取命门；手臂酸麻、胁肋疼痛取会宗；头痛、面舌肿痛、疔毒取温溜等。此外，当某脏腑有病变时又可刮痧郄穴进行检查，可协助诊断。

（6）下合穴的应用

下合穴是指六腑经脉合于下肢是三阳经的六个腧穴，其中胃、胆、膀胱的下合穴位于本经，与本经五输穴中的合穴同名，同位；大肠、小肠的下合穴都位于胃经，三焦的下合穴位于膀胱经。在临床上按照疾病所属不同的六腑，即可采用所属相应的下合穴治疗。如足三里治疗胃脘痛、腹胀、饮食不化；下巨虚治疗腹泻；上巨虚治疗肠痈（即阑尾炎）、痢疾；阳陵泉治疗胆病；委阳、委中治疗三焦气化失常而引起的癃闭、遗尿等。

（7）八脉交会穴的应用

奇经八脉与十二正经脉气相通的八个腧穴，称为八脉交会穴，均分布在肘膝以下。

奇经八脉与十二正经的八穴相互交会。公孙通过足太阴脾经入腹会于关元，与冲脉相通；内关通过手厥阴心包经起于胸中，与阴维脉相通；外关通过手少阳三焦经与阳维脉相通，临泣通过足少阳胆经过季胁，与带脉相通；申脉通过足太阳膀胱经，与阳跷脉相通；后溪通过手太阳小肠经交肩会于大椎，与督脉相通；照海通过足少阴肾经循阴股入腹达胸，与阴跷脉相通；列缺通过手太阴肺经循喉咙，与任脉相通。

由于奇经与正经的经气以八脉交会穴相会通，所以此八脉交会穴既能治奇经病，又能治正经病。如公孙通冲脉，故公孙既能治足太阴脾经病，又能治冲脉病；内关通阴维脉，故内关既能治手厥阴心包经病，又能治阴维脉病。

八脉交会八穴，临床上常采用上下相应的配穴法，如公孙配内关治疗胃、心、胸部病症；后溪配申脉治内眼角、耳、项、肩胛部位病及发热恶寒等表证；外关配足临泣治疗外眼角、耳、颊、颈、肩部病及寒热往来证；列缺配照海治咽喉、胸膈、肺病和阴虚内热等。

三、刮痧

四、艾灸

艾灸疗法，简称"灸法"或"灸疗"，是一种用艾绒或掺合其他药物制成的艾炷与艾条，对准或放置在患者体表一定的部位或穴位上进行燃烧的方法。借灸火的温和热力和药物的作用，灸法具有深入脏腑、温通经络、调和气血、扶正祛邪、调整生理功能的功效，可达到增强身体抵抗力、保健强身之目的。灸法是一种简便而有效的外治方法，又因施灸的材料不同，分为艾灸疗法与非艾灸疗法，临床以艾绒作材料而应用者居多，故统称为艾灸疗法。

灸法是中医学的重要组成部分，也是民间传统疗法的精华。"灸"字，《说文解字》作"灼"字解释，是灼体疗法的意思，是火力在医疗上的直接医疗作用。灸法与针法一样，以脏腑、经络学说为指导，故常统称针灸疗法。《医学入门》云："凡病药之不及，针之不到，必须灸之。"说明灸法可补药物治疗和针刺治疗之不足，是一种重要的外治方法，深受群众欢迎，故而能够长期在民间广泛流传和应用，是一种值得研究和大力推广的防治疾病、强身健体的外治医疗方法。

（一）艾灸疗法的源流与展望

艾灸疗法内容十分丰富，是中医学的重要组成部分。它来源于民间，应用于民间，是我国劳动人民在同疾病的长期斗争中发现、发展并逐步完善的一种简便而有效的防治疾病的方法。

艾灸疗法的应用历史源远流长。至于起源,在《黄帝内经》中已有记载,如《异法方宜论》云:"北方者,天地所闭藏之域也,其地高陵居,风寒冰冽,其民乐野处而乳食,脏寒生满病,其治当灸焫。"说明灸法之发源,当自北方始,究其发明之时期,则无法考证。《中国针灸学》云,推想灸法之起源,当在针术之前,发明取火之后,与砭石的应用或在同时。盖石器时代,民皆穴居野外,病多创伤,风雨侵袭,病多痉挛痹痛,治宜灸焫,以得温则舒,得热则和,故当时发明砭石针焫之法,殆可谓出于自然。人具有自卫自治之本能,如身体酸麻疼痛,自然以手按压,或取石片以杵击,或就火热以熏灼,或置燃烧物于皮肤,用种种的尝试,以求免除病痛。人们在无意识之中,获得艾灸治疗的方法。无数先民积长时期之自然经验,知何种病痛宜砭石杵击,何种疾患宜用火热熏灼,并从经验中得出施治的部位,流传愈久,即成为砭石之法,灸焫之方,传数千百年而至于今,遂为中国最古之疗法。灸法是通过这些零星、点滴的多次重复经验,日积月累,逐渐发展而来,这便是灸法之起源。《孟子·离娄篇》云:"犹九年之病,求三年之艾,苟为不蓄,终身不得。"说明春秋战国时期,蓄艾蒿以备艾灸治疗之用的做法已很普遍,似成共识。长沙马王堆汉墓出土的《五十二病方》记载灸法较多,如云:"以艾灸癫者中颠,令烂而已",指出艾灸头顶百会穴以治疝气,并要达到化脓才有好的疗效。同帛书《阴阳十一脉灸经》和《足臂十一脉灸经》中指出了经脉循行部位,所主疾病及其灸治所宜等。到《黄帝内经》一书中,多篇提到艾,指的就是艾灸法。如《灵枢·官能篇》云:"针所不为,灸之所宜。""阴阳皆虚,火自当之。"《灵枢·经脉篇》也云:"陷下则灸之。"均说明当时灸法之盛行以及艾灸的作用,如能弥补针刺的不足,调整阴阳,升阳举陷等。同时《黄帝内经》中还记载了很多灸疗经验,如"灸寒热之法,先灸项大椎""形乐志苦,病生于脉,治之以灸刺"等,至今皆可效法。

随着历史的前进,灸法也在不断发展,从单纯的治疗逐步地过渡到经

四、艾灸

验的积累和理论的形成与提高。东汉时期，医圣张仲景在强调药物治疗的同时，也十分重视灸法。《伤寒论》中涉及灸法的条文有十二条之多，且重点论述了灸法的禁忌和某些疾病的灸治方法；书中有"可火，不可火"记载，并提出阳证宜针，阴证宜灸的见解。

三国时期出现的《曹氏灸经》是集秦汉以来灸疗经验之大成，为促进我国灸疗的发展起到了很大作用。可惜因年代久远，已难见其貌。葛洪《肘后备急方》突破了灸法只治虚寒证及作为康复手段的限制，用灸法治疗猝死、五尸、霍乱、吐利等急症，为抢救措施之用开了先河。到两晋南北朝时期，已运用灸法预防霍乱，灸足三里穴健身；并发明使用瓦甑灸，为器械灸的发明打下了基础。

唐代时期，灸法得到了进一步发展，并在医疗中占有重要地位。如唐代著名医学家孙思邈在《千金要方》中提出"非灸不精，灸足三里"，称为"长寿灸"，可以防治疾病，强身健体而抗衰老。并采用灸法预防传染病，治疗某些热性病。同时还将艾灸和药物结合运用于临床，如隔蒜灸、隔姜灸、隔盐灸、豆豉灸、黄蜡灸、黄土灸等，采用苇管灸治疗耳病等，使灸法更加多姿多彩。此后，王焘在《外台秘要》中介绍用灸法治疗心疝、骨疽、偏风、脚气入腹等病症，扩大了适用范围。《骨蒸病灸方》专门介绍灸疗痨病的方法，使四花穴灸法流传于后世。

宋元时期针灸疗法有较大发展，灸法也备受重视。如宋太祖亲自为其弟施灸，并取艾自灸，为后人传为佳话，北宋王惟一的《铜人腧穴针灸图经》为经穴的统一、针灸学的发展起到很大的促进作用。《太平圣惠方》《普济本事方》《圣济总录》等医籍中均记载了大量灸疗内容，灸法成为当时的主要治疗措施之一。《扁鹊心书》记载用"睡圣散"进行麻醉施灸，以减轻火灼给患者带来的痛苦，并指出常灸关元、气海、中脘等穴，可以延年益寿；也利用毛茛叶、芥子泥、斑蝥等有刺激性药物贴敷穴位，使之发疱，进行天灸、自灸等，为后世以药代灸奠定了基础。元代著名医学家朱丹溪创立了热病可灸理论，阐明了热证包括实热和虚热两方面，灸法有可攻（泻）、可补之效用，并把灸法用于热证的作用归纳为泄引热、散火祛痰、养明清热三大法则。

明代时期是针灸发展的全盛期，针灸名家辈出，《针灸大成》《针灸大全》《针灸聚英》等一批针灸学专著相继问世，在继承前人经验的基础上，灸法不断创新，如艾卷温热灸法，用艾绒加药物的雷火神针、太乙神针等新灸法，同时还出现了桑枝灸、神针火灸、灯火灸、阳燧灸等。

清代初期，灸法也有所创新，如砾缸灸、针柄烧艾灸（温针灸）、隔面碗灸等。至清末，由于西方文化的入侵，灸法同针刺法一样，备受摧残，停滞不前，一度濒于灭迹之境。但因灸法的自身特点——简便、安全、有效、价廉，而在民间广泛流传，深深扎根于民众之中。

中华人民共和国成立后，灸法如同针刺治疗一样也得到较大发展。主要表现为：一是备受医家重视，《中国针灸学》《新针灸学》等针灸学专著相继问世，书中用较大篇幅介绍了灸法的有关内容，丰富了灸法的内涵；二是利用现代科学实验手段对艾灸的机制进行了研究，并取得了显著成绩；三是出现了一批新灸法，如燎灸、火柴灸、硫黄灸等新灸法；发明了电热仪、电灸仪等各种现代灸疗仪器，使灸法可定时、定量、定性、无烟，温灸可调节，操作更方便；四是适用范围不断扩大，疗效不断提高，对休克、心绞痛、慢性支气管炎、支气管哮喘、骨髓炎、硬皮病、白癜风等危重疑难病症的防治也取得了较好的效果。

随着现代科学技术的发展，有着数千年历史的艾灸疗法显示出越来越广阔的应用前景。当今，灸法的显著疗效已得到世界医学界公认，受到世界卫生组织的重视。"良医不废外治"，我们深信，艾灸疗法在挖掘、整理、发展和提高的过程中，通过医界同仁和民间的共同努力，结合和借鉴现代医学技术，必将得到更大的发展与推广，更好地为人民群众的医疗卫生保健事业服务，在防治疾病、康复保健中将发挥更大的作用。

四、艾灸

（二）艾灸疗法的作用原理与功用

灸法与针刺法一样，亦是以脏腑学说为指导，以经络学说为依据的，故灸法与针刺法的治疗原理相同，不同的是针刺入于皮下，灸法置艾于皮上。

1. 作用原理

《灵枢·经脉篇》云："陷下则灸之。"又《灵枢·禁针篇》云："陷下者，脉血结于中，中有蓄血、血塞，故宜灸之。"《针灸大成·千金灸法》云："若要安，三里常不下。"明朝《医学入门》云："药之不及，针之不到，必须灸之。"说明灸法不但能治疗疾病，预防疾病和保健强身，还可弥补药疗与针疗之不足。灸法利用艾燃烧的温和热力刺激体表腧穴，通过经络传导，借以激发人体脏腑经络的功能，达到调整机体阴阳气血运行（调气）的作用。《新针灸学》云："是由于它激发和调整人体神经系统功能的作用。"现代科学实验和临床实践证明，这种作用的机制是艾灸具有调整脏腑组织功能，促进体内新陈代谢，增强吞噬细胞的吞噬功能，提高机体的免疫功能，艾灸通过一定穴位，能使人体产生一种温和灼热的感觉。利用这种热力作用，透入人体肌肤产生的刺激，能促进血液循环而有治病和保健之效。艾叶性温，有温经散寒作用；艾味芳香，有开毛窍、透肌肤作用。

2. 功用

临床实践证明，灸疗的治疗作用是多方面的，而且功效显著。所用灸法、灸材和施灸穴位不同，其功用也不尽相同。根据古今医家经验和笔者40多年来临床体会，归纳起来主要有以下六个方面。

调和阴阳。人体阴阳的偏盛偏衰是疾病发生发展的根本原因。运用灸法的补泻作用，泻其有余，补其不足，可达调和阴阳之效。

温通经脉，驱散寒邪。《素问·调经论》云："血气者，喜温而恶寒，寒则泣而不流，温则消而去之。"艾叶性温，加之点燃熏灸，可使热力深达肌层，温气行血。因此，灸法具有良好的温通经络，散寒除湿，宣痹止痛之功。

行气活血，消瘀散结。气见热则行，见寒则凝，气温则血滑。灸法为温热刺激，可使气血协调，营卫和畅，血脉和利而收行气活血、消瘀散结之功。

温阳补虚，补中益气。《灵枢·官能篇》云："上气不足，推而扬之。"灸法对气血运行能起"推而扬之"的引导作用。如灸百会穴即有补中益气，升阳举陷之功。

回阳救逆。《本草从新》云："艾叶苦辛……纯阳之性，能回垂绝之阳。"《伤寒论》有"下利手足厥逆，无脉者，灸之""少阴病吐利，手足逆冷……脉不至者，灸少阴壮"等条文均为疾病过程中阳气虚脱的危重证候用灸法治疗的论述，可见灸法治疗疾病，能达回阳救逆之功。

防病保健，强身益寿。人以阳气为本，得其所则体强而寿彰，失其所则体弱而寿夭。灸能温阳，无病自灸，如常灸足三里、关元、大椎等穴，能激发人体正气，提高抗病能力，起防病保健、延缓衰老、强身益寿之功效。

灸疗的功用是多方面的，而且较为复杂。所取部位或穴位不同，灸法之异，刺激强度不同或施灸所用材料不同，功用也不同；即使同一穴位，用不同的灸法或同一灸法，作用于不同的部位或穴位上，其功用也不相同；即使在同一情况下，也是多种功用的共同体现。因此，临床应用时应当视具体病情，选择不同的穴位和操作方法。

（三）艾灸疗法的适应证与禁忌证

艾灸疗法不是万能的，与其他疗法一样有它的适应证和禁忌证。若不加区别，盲目应用，不仅达不到预期治疗效果，还会适得其反，这是必须要加以说明的。

1. 适应证

艾灸疗法的适应范围广泛，能治疾病较多，临床各科的急性和慢性疾病、常见病、多发病、疑难危重病，不论阴阳、表里、寒热、虚实各种证候都有灸法的适应证。如内科的感冒、头痛、偏头痛、三叉神经痛、痢疾、疟疾、肺结核、慢性支气管炎、支气管哮喘、冠心病、肺源性心脏病、神经衰弱、低血压、慢性胃炎、胃及十二指肠溃疡、胃黏膜脱垂、胃下垂、呃逆、呕吐、肝炎、肝硬化、中风后遗症、面瘫、关节炎、糖尿病、便秘、肠炎、结肠炎、腹痛、腹胀、坐骨神经痛、贫血、癫痫等；妇科的月经不调、痛经、闭经、崩漏、带下病、盆腔炎、外阴瘙痒症、不孕症、妊娠病、产后病等；儿科的上呼吸道感染、百日咳、小儿腹泻、小儿厌食、小儿夜啼、小儿呕吐、小儿佝偻病、脊髓灰质炎后遗症、流行性腮腺炎等；男科的阳痿、遗精、不育症、精液异常症、睾丸炎等；外科的疖肿、痈疽、乳腺炎、阑尾炎、脉管炎、臁疮、瘰疬、静脉炎、指头炎等；骨伤科的落枕、软组织损伤、骨结核、关节炎等；皮肤科的湿疹、疣、带状疱疹、荨麻疹、神经性皮炎、牛皮癣、硬皮病、疥疮、压疮、皮肤瘙痒症、冻疮等；五官科的睑腺炎、结膜炎、青光眼、近视眼、鼻出血、鼻渊、内耳眩晕症、中耳炎、咽喉炎、扁桃体炎、口腔溃疡、牙痛等；其他还包括肥胖症、消瘦、颜面皱纹等。

本法既可单独使用，也可与其他外治疗法或药物治疗配合。若单独使用，尤以寒证、阴寒证、阳虚证及慢性疾病等病证为主。若配合其他疗法治疗，则适应证更加广泛。

2. 禁忌证和禁灸穴位

灸法是借火治病，灸之不当，则火邪内攻，灼耗阴血，引起不良后果，不可不慎。

（1）禁忌证

大凡实热证、阴虚发热者，一般不适宜灸治，如阴虚痨瘵、咯血吐血、心悸怔忡、高热神昏、中风闭证、肝阳头痛、多梦遗精等一切由阴虚阳亢、邪热内炽所致的病证，均当禁灸。此外，不论外感或阴虚内热病证，凡脉象数疾者，或极度衰竭者亦不宜灸治。《中国针灸学》云："不适宜灸治之病：伤寒、赤痢、麻疹、鼠疫、天花、白喉、脑脊髓膜炎（惊风刚痉之类）、猩红热（喉痧）、丹毒、恶性肿瘤、急性阑尾炎（缩脚小肠痛）、心脏瓣膜炎（心痛寒热）、大叶性肺炎（肺风痰喘）、急性腹膜炎（脐腹痛寒热）、传染性皮肤病疥疮之类、肺结核之末期（肺痨）、血压高症、高度贫血症（失血症）。"

（2）禁灸部位和穴位

凡血管表浅部位、头面五官部位及关节筋腱部位不宜施化脓灸；重要器官附近、肌肉浅薄处、乳头、眼部附近、阴部、妇女月经期和妊娠期的腹部及腰骶部均不宜施灸。如遇急重病症必须施灸者，有些部位可改用艾条灸。凡酒醉之后、身心极度衰疲时，则绝对禁忌。

（四）施灸材料与制作

1. 施灸材料

艾叶灸必用艾，艾叶是施灸的主要材料。艾叶属菊科植物，为多年生草本。全国各地均普遍野生，尤以湖北蕲州产者为佳，叶厚，绒多，称蕲艾。艾叶气味芳香，味苦，性辛温，入脾、肝、肾经，能通经络，治百病，闻之可清心醒脑。据古籍献记载，艾叶的作用非常广泛，如《本草从新》云："广艾叶苦辛，性温，属纯阳之性，能回垂危之阳，通十二经，走三阴，理气血，逐寒湿，暖子宫……以之灸火，能透诸经而治百病。"又《神灸经论》云："夫灸取于火，以火性热而至速，体柔而刚用，能消阴翳，

四、艾灸

045

走而不守，善入脏腑，取艾之辛香作炷，能通十二经，入三阴，理气血，以治百病，效如反掌。"说明取艾叶作施灸材料，有通经活络、祛除阴寒、回阳救逆等作用。艾叶既有易点燃的特点，火力温而不烈，烟气香而宜人，且又有治病引经的功能，所以艾叶是灸疗的理想材料，故有"灸必用艾"之说。

艾绒的制作。《本草纲目》云："凡用艾叶，须用陈久者，治令细软，谓之熟艾，若生艾，灸火则易伤人肌脉。"说明艾叶根据加工程度不同，分粗细等级，直接灸用细艾绒，间接灸用粗艾绒。《中国针灸学》云："于5月中旬采其艾而晒之，充分干燥，子石臼中反复筛捣，去芫粗杂、土屑，存其灰白色之纤维如棉花者用之，称为艾绒，亦称熟绒，艾绒愈陈愈佳。因艾叶中含有一种黄绿色的挥发性油，新制艾绒，其油质尚存，灸时因火力强而经燃，病者较为痛苦；若久经日晒，油质已经挥发，艾质更为柔软，灸之则火力柔和，不仅痛苦较少，而反有快感，精神亦为之振奋。"

艾绒的保存。艾绒以陈久者为佳，所以艾绒制成后，要存放一定时间方能应用。但艾绒易吸水，容易受潮、虫蛀霉变，因此，应将制成的艾绒晾晒后放在干燥密闭的容器内，置干燥处储藏，勿使透气。梅雨季节尤应防潮，晴天宜常晾晒，晒过应密闭之。常应用者，取出一部分，置于密闭的小匣中，用完再取，则大部分艾绒不易受潮。艾绒若发生霉烂，应弃之不用。

艾绒的选择。用时应选择存放陈久的优质艾绒。其艾绒燃烧时火力温和耐燃，不易散裂使热力能穿透皮肤，直达深部。而劣质艾绒，一是新艾绒含油质多，二是混有杂质、粗糙成块，三是生硬潮湿、黑褐色者，若误取用之，既增加了患者灼痛难忍之感，又影响治疗效果，切记！

其他施灸材料。灯心草、桑枝、桃枝、竹茹、麻叶、硫黄、黄蜡等容易点燃生热材料，可任选1种用作灸料或制炷施灸。生姜片、蒜片、附子片、食盐等可单独或制成复方药饼，作为隔物施灸中的隔垫物。

毛茛叶、白芥子、斑蝥等直接贴敷皮肤可以发疱，也可作为加入灸中的灸料，其他尚有麝香、木香、豆豉、葱白、吴茱萸、胡椒等亦可作灸料。香硫饼、阳隧锭、救苦丹等，是用多种药物共研细末，与硫黄熔化在一起后制成的药锭或用絮棉纸制成的药捻，亦可作为灸料。

2. 艾炷、艾条的制作

艾炷的制作方法：将纯净的艾绒，取出适量放在平板上，用拇、示、中三指边捏边旋转，把艾绒捏成规格大小不同的圆锥形艾炷，捏得越紧越好。艾炷规格有大、中、小三种，以植物种子比喻，大艾炷如半截橄榄大；中艾炷如半截枣核大；小艾炷如麦粒大。

艾条的制作方法：艾条既可用手卷而成，也可用简单卷烟器卷，当然有条件的用专业机器卷制。艾条的规格一般为横断面的直径 1.2cm，长 20cm。制作时，取 12g 艾绒，铺平在长 20cm，宽 3.5cm 的棉纸上，留出 0.3cm 作为黏合部分，卷成艾卷的横断面直径为 1.2cm。在纸上印上分划，每卷分划为 6 节段，每节段可燃烧约 10 分钟，艾条上有了这种分划，掌握时间较为方便。还有一种普通艾条的规格，需取 24g 艾绒，平铺在长 26cm，宽 20cm 的桑皮纸上，将其卷成直径为 1.5cm 的圆柱形，卷得越紧越好，用浆糊封口，两头余纸拧成结，即成 20cm 长的艾条。余同上。

（五）灸法的种类和操作方法

《中国针灸学》云："以艾灼肉体，为达疗病或防病之目的，是谓灸法。后人以其灼肤伤肌，痛苦难堪，改变其法，下垫姜、蒜、附子、盐、泥，以及减少痛楚，名曰隔姜灸法，或隔蒜灸法，自古人发明艾炷直接灸后，发展到明清时，灸法达 40 余种。"现就其目前常用而易行的灸法归纳如下。

艾炷灸可分直接灸和间接灸（又称间物灸）两大类。直接灸包括非化脓灸（无瘢痕灸）、化脓灸（瘢痕灸）、发疱灸三种；间接灸（隔物灸）包括隔姜灸、隔蒜灸、隔盐灸、隔附子灸、隔胡椒饼灸、隔葱灸、隔豆豉饼灸、隔巴豆饼灸、隔鸡子灸、隔药饼灸、蒸脐灸、隔黄土灸、隔脐蟾灸、隔韭菜灸、隔甘遂灸等。艾条灸分为悬起灸和实按灸。悬起灸包括温和灸、雀啄灸、回旋灸三种；实按灸包括雷火神针和太乙神针、艾火针衬垫灸（衬垫灸）、神灯照灸、百发神针五种。温针灸又名传热灸、烧针尾，热度借针体而传入皮肤深部。温灸器具包括温灸筒、温灸盒、温灸管三种。艾饼灸包括熨灸和日光灸两种。艾熏灸包括烟熏灸、蒸气灸。

非艾灸法可分热源灸法和非热源灸法两大类。热源灸法包括灯草灸、桃枝灸、火柴灸、烟草灸、麻叶灸、竹茹灸，线香灸、硫黄灸、黄蜡灸，药锭灸、药捻灸、穴位药熏灸法、铝灸、电热灸、电子温针灸等；无热源灸法，包括毛茛叶灸、斑蝥灸、白芥子灸、蒜泥灸、天南星灸、威灵仙灸、蓖麻仁灸、细辛灸、吴茱萸灸、甘遂灸、马钱子灸、食盐灸、半夏灸、荆芥穗灸等。此外，葱白灸、巴豆霜灸、小茴香灸、芫花灸、鸦胆子灸、生附子灸、生姜灸、乌梅灸、桃仁灸、川芎灸、透骨草灸、山楂灸、薄荷叶灸、蓖倍饼灸、椒豉散灸、白胡椒丸灸、车桂散灸、桂术散灸、复方公丁香灸等，临床可随证选用。

1. 灸法的选择与应用

（1）灸法的选择

施灸之前，必须以患者的病情与症状进行辨证而定施灸之方，再随证而定施灸之法。因此，灸法的选择应以施灸的目的为依据。《内经》云："病在上取之下，病在下取之上，病在中旁取之"，深合今日所谓诱导法、反射法。当病痛之处取穴，名曰阿是穴而灸之，即得快，此所谓直接灸法。

直接灸者，于病苦之局部，直接施灸，以刺激其内部之知觉神经，使其传达中枢，更于中枢移传于运动神经，使之兴奋，血管扩张，血流畅行，促进产物、渗出物之吸收，而治疗水肿、痉挛、疼痛、知觉异常等症状。

诱导灸者，对患部充血或瘀血而引起炎症、疼痛者，从其有关系之远隔部位施灸，刺激其分布之血管、神经，诱导其血液疏散，调整其神经之生理，以达治疗之目的。

反射灸其病变属于内脏器官在深层时，非直接刺激所能达其目的时，乃择神经干或神经支之相当要穴，利用生理反射功能，为间接之刺激，以达治疗之目的。

（2）灸法的应用

《中国针灸学》云："不论何种灸法，当应用于临床时，医者必须先有一番详细诊察，如性别、年龄、体质、疾病轻重及受灸之有无经验等，然后定灸炷之大小、软硬、壮数，了以适度之刺激，则不使太过，亦不致不及。若太过失度，不但不能奏效，疾病抑或恶化。"说明施灸艾炷的大小、壮数的多少，应根据疾病的性质、病情的轻重、体质的强弱、年龄的大小及施灸部位的不同，全面考虑。各适其宜，恰到好处，达到无太过或不及。一般情况少则 1~3 壮，多则数十壮乃至数百壮（每次施灸累积总数）。前 3 日每日灸 1 次，以后每隔 2~3 日灸 1 次。具体施灸方法如下。

疾病之久暂：急性病每日可灸 2 次或 3 次，慢性病可每隔 3 日、5 日、7 日灸 1 次，保健灸每月可灸 3 次或 4 次，终身使用，获益匪浅。

体质之强弱：凡青壮年、初病体质者，所用艾炷宜大，壮数宜多；老人及久病体弱者，所用艾炷宜小，壮数宜少；小儿与衰弱者，炷如雀粪，10 岁前后的小儿，以 5~10 壮为度；大人灸炷如米，以 5~10 壮为度，灸穴以 5 穴或 7 穴为适当，灸炷过多，反令人疲劳。

男女之别：男子灸炷之壮数，可以稍多。

肥瘦之不同：肥人脂肪较多，肌厚肤壅，不易传热，常感艾气不足，壮炷宜较瘦者多，炷大如米粒。

施灸部位之不同：在肌肉丰厚的腰背、臀腹、肩臂等处，宜大炷多灸；在肌肉浅薄的头面、颈项、四肢末端宜小炷少灸。

敏感性者与迟钝性者：对于感受性敏感者灸炷燃至中途时，即移去，重更 1 壮，待接近皮肤即去之，反复更换，至肤热为止。灸小儿亦须如此，迟钝性者，炷宜稍大。

施灸经验之有无：未接受过施灸的患者，初起宜小炷，壮数亦宜少，以后逐渐增加。

症状情况：凡病属亢进性疾患（如疼痛，痉挛、搐搦等）炷宜稍大，壮数宜多。虚弱症状、功能减退、麻木不仁、痿弛无力，宜小炷而壮多。

劳动不同：体力劳动者相较于脑力劳动者，艾炷宜大，壮数宜多。

营养不良者：所用艾炷宜小，壮数适中，大炷则绝对禁忌之。

灸法不同：凡直接着肤灸者，一般以麦粒大小艾炷为宜，每穴灸5~7壮；小儿3~5壮，每次灸3~5穴。但急救时可不计壮数，直到阳回脉起为止。

病情不同：在施灸时应结合病情，对沉寒痼冷、元气将脱等证，宜大炷多灸；对外感风寒则宜小炷，不宜重灸，否则可致火邪内郁而产生不良反应。

总之，灸炷大小、壮数多少，须视疾病之种类、病情之轻重、病程之久暂与病者之体质等具体情况而变通之，不必拘泥。

2. 刺激强度与补泻手法

病有轻重，体有强弱，人有大小，故艾灸刺激的强度应视患者具体情况而定，当分别强弱，以适应其症状。艾灸的刺激强度大致可分强、中、弱三种。

强刺激：其艾炷为大炷，捻成硬丸，12~15壮。

中刺激：其艾炷为中炷，捻成中等硬丸，7~10壮。

弱刺激：其艾炷为小炷，宜松软而不紧结，3~5壮。

施灸时的手法需根据辨证而定。虚证宜补，用弱刺激；实证宜泻，用强刺激；虚实夹杂证宜平补平泻，用中刺激。因此，施灸手法是达到疗效的关键。

艾灸施补：点燃艾炷后，不吹其艾火，待其慢慢燃尽自灭，火力微缓向温和，且时间较长。壮数较多，灸中要用手按其施灸部位，使灸气聚而不散。如用艾条灸，可取用雀啄灸弱刺激，每穴灸 0.5~2 分钟；或温和灸、回旋灸施灸 3~5 分钟，以促进机体生理功能，解除过度抑制，引起正常兴奋。

艾灸施泻：点燃艾炷后，连吹旺火，促其快燃，火力较猛，快燃快灭，当患者感觉灼烫时，即迅速更换艾炷再灸，灸治时间较短，壮数较少。灸毕不按其穴，以开其穴邪气易散。若用艾条灸，可选用温和灸或回旋灸，每穴每次灸 10 分钟以上的强刺激，以达镇静，促进正常抑制。

3. 施灸的体位和顺序

施灸的体位选择：临床施灸应选择合适的体位，以方便医生施灸操作，有利于准确选穴和安放艾炷施灸。患者感觉自然舒适并能坚持施灸，或根据施灸操作要求，适当变换体位。常用体位有仰卧位，俯卧位、侧卧位、仰靠坐位、侧伏坐位、屈肘拱手位、屈肘仰掌位、俯伏坐位、正坐位、站立位。总之要求体位自然，腧穴暴露，艾炷放稳，方便操作。

施灸的顺序，临床上一般是上部→下部→背部→腹部→头部→四肢→阳经→阴经。施灸壮数先少后多，施灸艾炷先小后大。按这种顺序进行，取其从阳引阴而无亢盛之弊。如不按顺序施灸，先灸下部，后灸头部，患者可能会出现头面烘热、口干咽燥等不适感。当然临床施灸应结合患者病情，因病制宜，灵活应用。如脱肛施灸，就可先灸长强穴以收肠，再灸百会穴以举陷，这便是先灸下而后灸上。

4. 常用灸法的操作

根据灸法的种类不同而有不同的操作方法。现将常用灸法的操作方法介绍如下。

（1）直接灸

1）非化脓灸（又称无瘢痕灸）是直接灸的一种，但以不烧伤皮肤为度。施灸时多选用中、小艾炷。操作时，先在选好穴位的皮肤上涂凡士林或石蜡油、甘油，使艾炷易于黏附固定，然后选用中或小艾炷直接放在穴位上黏固，再从上端点燃施灸。当艾炷燃烧至患者有灼热感时，即将艾炷压灭或用钳子取下，再更换新艾炷施灸，一般灸3~7壮，以局部皮肤出现红晕，无烧伤，患者自觉舒适为度。灸治完毕后，可用油剂涂抹，以保护皮肤。此法适用于哮喘、眩晕、慢性泄泻等一般性虚寒病轻证和疥癣、湿疹、痣、疣及皮肤溃疡不愈。因不起疱，不溃烂化脓，不遗留瘢痕，易为患者接受，但疗效不如瘢痕灸。

2）化脓灸（又称瘢痕灸）也是直接灸的一种，施灸时多选用小艾炷，可在施灸穴位的皮肤上涂少许石蜡油或蒜汁或其他油剂，使艾炷易于固定，同时选择平整而舒适的体位，将艾炷直接放在穴位上黏固，用火点燃艾炷尖端使之均匀向下燃烧施灸，需待艾炷燃至底部，除去艾灰，更换新炷再灸。每次换新炷时，需重新涂油质1次，一般灸7~9壮。在施灸过程中，当燃艾烧近皮肤，患者感到灼热痛时，术者可轻轻拍打施灸部位四周，以减轻疼痛。待灸至预定壮数后，可在施灸部位敷贴灸疮膏（淡膏药）或一般膏药，用消毒纱布盖好，然后用胶布固定，以防感染。通常灸后局部起一小水疱，3~5日后在灸处开始化脓，1周左右形成灸疮。化脓期每日换药1次，经5~6周后灸疮结痂脱落，局部留有瘢痕。施灸前需征得患者同意。此法多用于背部及四肢穴位，禁用于面部。灸后一旦继发感染，应予治疗。

化脓灸是良性刺激，能改善体质，增强抗病能力，从而达到防病治病的作用。灸疮化脓与一般疮疖或创伤性炎症不同，只要化脓而不弥漫扩大，就可以连续施灸。此法适用于哮喘、慢性肠胃病、肺结核、瘰疬、痞块、癫痫、发育障碍（发育不良）、慢性支气管炎、体质虚弱等慢性疾病，以及皮肤溃疡日久不愈、痣、疣、鸡眼和局限难治的皮肤病等。对高血压、中风的防病保健也有较好作用。

临床实践证明，本法确有良好疗效。因其灼痛而留有瘢痕，不易被患者接受，影响了它的使用范围。为了使患者易于接受，除在施灸部位四周拍打外，还可采用下列方法以减轻患者的灼痛感。

注射麻醉药物：用0.2%普鲁卡因1~2mL做施灸处皮下注射局部麻醉，可减轻灼痛。

涂药麻醉：药用川乌、细辛、花椒各30g，蟾酥1.8g，用75%乙醇300mL浸泡24小时，取棕红色上清液备用。取中药液外涂施灸处局部麻醉。

以上无痛施灸法施灸，可取得较好效果。

化脓灸禁忌：凡身体虚弱、糖尿病、皮肤病者，以及头面部不宜用此法。

3）发疱灸用小艾炷，此法也是直接灸的一种。施灸前先在施灸穴位皮肤上涂以少量蒜汁，然后将艾炷置其上黏固，用火从艾炷的顶尖轻轻接触点燃，使之均匀向下燃烧，待患者感到发烫后再继续灸3~5秒。此时施灸部位皮肤可出现比艾炷略大一点的黄斑，隔1~2小时后局部发疱，不需要挑破，3~4日后可自然吸收，短期内留有色素沉着，无瘢痕。此法适用于哮喘、肺结核、瘰疬、肝硬化腹水及疖疮、皮炎、疥癣、白癜风等一般慢性虚寒性疾病。

（2）间接灸

1）隔姜灸就是用姜片做隔物灸。生姜辛、温、无毒，能解表散寒、温中止呕、化痰止咳、解鱼蟹毒。施灸时，取鲜生姜切成0.2~0.3cm的薄片，在中心处用针穿刺数孔，放在施灸穴位上，再将艾炷放在姜片上点燃施灸，待艾炷燃尽，更换新炷，一般连灸5~7壮，灸中如患者感到灼烫不能忍受时，可用钳子将姜片向上提起或缓慢移动姜片，或在姜片下方衬一些纸片或干棉花，待灼烫感消失后放下再灸。灸至局部皮肤潮红为度。此法简便，易于掌握，一般不会引起烫伤，可以根据病情反复施灸。如不知火热之轻重，任其灸燃，可能发生水疱。处理水疱的方法：可以用微针在水疱边刺入贯透之，压去水液，以脱脂棉拭干，外用消炎油敷贴，上盖纱布，外衬棉花，胶布固定，每日更换，至愈为止。此法适用于一切虚寒证。对寒性呕吐、腹痛、泄泻、遗精、早泄、阳痿、不孕症、痛经、面瘫及风寒湿痹疗效较好，也可用于皮肤冷痛、冻疮、皮炎、疮癣等皮肤疾病。

2）隔盐灸就是用食盐填脐做隔物灸，故又称神阙灸。施灸时，取纯净食盐研细，填平脐孔（脐窝凸起者，可用湿面条围脐如井口然后再填盐），在盐上置大艾炷，或在盐上放置姜片、药饼等隔物上置大艾炷，点燃施灸，一般施灸3~7壮。灸中如患者稍感灼痛，即更换新炷再灸。此法适用于中寒、腹痛、吐泻、痢疾、淋病、阳痿、滑泄、中风脱证、不孕症等。此法还有强壮保健、美容、抗衰老作用。用大艾炷连续施灸，有回阳救逆固脱作用，用治大汗亡阳、肢冷脉伏的虚脱证有效。施灸时不计壮数，灸至汗止脉复，四肢复温为止。

3）隔蒜灸就是用蒜片做隔物灸。大蒜辛温，能祛寒湿，破冷气，健脾开胃，消积化食，消肿化结，止痛。临床上以独头紫皮大蒜为良，施灸时，取独头大蒜剥去蒜衣，切成厚0.2~0.3cm薄片，用针穿刺数孔或捣成蒜泥，制成蒜饼，中间用针扎数孔，放在施灸穴位皮肤上或肿块上（如未溃破化脓的脓头处），上置艾炷，点燃施灸4~5壮，换去蒜片，每穴每次需灸5~7壮。因蒜汁对皮肤有刺激性，灸后容易起疱，如不使起疱，可将蒜片向上提起或缓慢移动。若灸后起水疱，以无菌操作刺破水疱，涂以甲紫溶液，可适当贴敷保护，以防感染。灸中蒜片（饼）烧焦，应更换新片（饼）。若灸疮痈之症，可置疮头上灸之；若疮大有十余头者，以蒜泥摊患处，铺艾绒灸之。若痛灸至不痛，不痛灸至痛；若疮色白而不红，不作脓，最宜多灸。此法有发散拔毒、消肿止痛之功。多用于肺结核、瘰疬、腹中积块、未溃疮疡、皮肤红肿、瘙痒、蛇蝎毒虫所伤等。若在蒜片下涂以麝香少许，如法施灸，对类风湿病的康复有良效。

铺灸或长蛇灸，属隔蒜灸。其方法为取大蒜500g，去皮捣成泥状。令患者俯卧，在脊柱正中，从大椎至腰俞穴，铺蒜泥一层，厚约0.3cm，宽约2cm，周围用棉皮条封固，勿令泄气，将中艾炷置大椎至腰俞穴之间的每一脊椎凹陷处，点燃施灸，不计壮数，直到患者鼻中有蒜味时为止，移除蒜泥。因大蒜和灸火对皮肤有刺激，灸后脊部正中多起水疱，需休息一段时间。常用此法治疗虚劳、顽痹等症。

4）隔葱灸就是用葱做隔物灸。葱白辛温，有散寒解表、温中止痛、活血理伤、解毒疗疮、杀虫消积之作用。施灸时，取葱白切成厚0.2~0.3cm数片或捣成葱泥，敷在脐中及周围，或者敷于患处，上面置大艾炷点燃施灸 5~10 壮，以局部温热舒适，不感灼痛为度。此法用于治疗虚脱、腹痛、尿闭、疝气、乳痛等疾病，疗效很好。还可用于减肥、保健美容和抗衰老。

5）隔附子片（饼）灸就是用附子片或研细制成饼做隔物灸。附子，味辛甘，性大热，有毒，通行十二经，具有助阳回厥、祛寒止痛、燥脾止泻、温肾逐水之功，为助阳回厥之要品。施灸时，选大熟附子浸润后切成 0.5cm 厚片或将其研为细末，用黄酒适量调和作饼，制成厚 0.5cm，5 分硬币大小的药饼，用针在中心扎数孔，放在穴位皮肤上，上置艾炷点燃施灸，附子饼干后更换。

现临床有用附子 3 份、肉桂 2 份、丁香 1 份，共研细末，用炼蜜调制成饼作隔垫物而施灸的，效果很好。或取附子、白芷、藁本、丁香各等份，共研细末，如上法调制成饼，用法同上。

施灸中，如附子片或饼被烧焦，应更换新片（饼）再灸，每日 1 次，灸至病愈。施灸时，若使用潮湿的附子片（饼）施灸，效果会更好。

本法有温阳补火、温肾壮阳的功效，适用于治疗遗精、早泄、阳痿等各种阳虚证；对痈疽肿毒初起，阴性流注日久不消及疮毒瘘管久不愈合等疾病，或既不化脓又不消散的阴性、虚性外证，也可在患处如法施灸，灸至皮肤出现红润有利于疮毒的好转。同时本法还有祛腐生新、促进疮口愈合的功效。此外，还可用来治疗身肿、面黑有光的皮肤色素沉着。

6）隔胡椒饼灸就是用胡椒饼做隔物灸。胡椒辛温，有温中散寒之功。施灸时，取白胡椒末加适量白面粉，用水调和，制成 5 分硬币大小的圆饼，厚约 0.3cm，中间按成凹陷的圆药饼，再取丁香、肉桂、麝香各等份，共研细末，用药末填平凹陷，放在施灸穴位皮肤上，然后上置艾炷点燃灸之。每次用艾炷 5~7 壮，以觉局部温热舒适为度。此法用于治疗风寒湿痹及局部麻木不仁、胃寒呕吐、腹痛、湿疹、顽癣等有效。

7）隔豆豉饼灸就是用豆豉饼做隔物灸。施灸时，取豆豉（或加花椒、生姜、青黛、葱白各等份）适量捣烂，用黄酒调和，制成直径 2cm，厚约 0.3cm 的圆药饼，中间用针扎数孔，放在施灸穴位皮肤上，上置艾炷点燃施灸 3~5 壮。灸中如豉饼被烧焦，可更换新饼再灸。因豆豉有发汗解表（加味又能散寒消肿）的作用，故可用于疮疡初起（将豉饼置疮面上，如疮已溃破，则置疮口周围施灸）。灸至皮肤湿润汗出，邪毒外泄，至愈为止。此法适用于治疗痈疽发背、顽疮恶疮、肿硬不溃等。

8）隔巴豆饼灸就是用巴豆饼做隔物灸。巴豆，辛热有毒，有温肠通便、化滞破癥、逐水消肿、攻痰除癖、解毒疗疮之功，善攻寒积。施灸时，取不去油的巴豆 10 粒（或加黄连末适量，或加其他药物）研细末加而粉少量，混匀，用水调和，制成药饼放脐上，上置艾炷点燃施灸，也可与隔蒜灸合用，可灸至觉温热舒适感为度。灸毕以温湿纱布擦净施灸处皮肤，避免因药物刺激起疱。此法适用于食积、泄泻、腹痛、胸痛、小便不通、水肿及肥胖等。

9）隔鸡子灸就是用鸡蛋做隔物施灸。施灸时取煮熟鸡蛋 1 枚，对半切开，取其中一半去蛋黄，覆盖于患处，上置中艾炷点燃施灸，至患者感觉局部热痒为度。此法适用于发背、痈疽初起等。

10）脐灸又名封脐灸、熏脐灸、炼脐灸，根据不同疾病而选用配方，研末填平脐窝（脐窝凸出者，可用湿面条围脐如井口，再填药末），上置艾炷施灸，本法有温阳祛邪、健身防病的作用。

取五灵脂 2.4g，生青盐 15g，炒地鼠粪、木通各 9g，炒夜明砂 6g，乳香、没药、干葱头各 3g，麝香少许。共研细末，填脐中，上盖槐树皮，置艾炷点燃施灸，每岁 1 壮，有预防疾病，强身健体之功。

取人参、附子、胡椒各 21g，五灵脂、龙骨、蛇骨、虎骨（代）、没药、朱砂、夜明砂、白附子、小茴香、青盐各 12g，乳香、丁香、木脊、雄黄各 9g，共研细末，先取麝香 1.5g，纳脐中，再将其余药末填平围脐，用槐树皮覆盖，上置艾炷点燃施灸至遍身大汗。对治虚劳有效。

取五灵腊、白芷、青盐各 6g，麝香 0.3g，共研细末，用荞麦粉水调围脐，将药末填平脐中，上置艾炷，点燃施灸，灸至脐中温暖为度，具有温脐散寒之功。可用于治疗脐腹结冷、下肢虚冷、宫寒不孕、气虚崩漏、血寒闭经等。

取白附子、白芷、白及、白蔹、川芎、柴胡、枳实、紫草、红花各等份。共研细末，纳脐中，胶布覆盖，上置艾炷点燃施灸，灸至脐中温暖舒适为度。本方具有温通活血、祛风消斑之功。对于治疗面部黄褐斑、色素沉着等皮肤病疗效较好。

（3）悬起灸

1）温和灸是用艾条熏灸的一种方法，就是将已点燃的艾条，用右手的拇指、示指夹住，对准施灸部位，距皮肤 3~4cm 进行熏灸，固定于应灸之处，不要移动，一般每穴灸 5 分钟，以患者局部有温热感而无灼痛感，至皮肤稍呈红润为度。灸时患者自觉有一股温热暖流直透肌肤深部，有温热舒适感觉。对于昏厥或局部知觉减退者或小儿，医者可将示指、中指置于施灸部位两侧，这样可以通过医者手指感知患者局部受热程度，便于随时调节施灸距离，控制灸温，掌握施灸时间，防止烫伤。此法具有温通经脉、散寒祛邪的作用。可适用于一切虚寒证，如风寒湿痹及慢性病。

2）雀啄灸是将艾条的一端点燃，对准施灸部位，类似麻雀啄食一样，以一起一落、忽近忽远的方式进行施灸。每次起落艾条与皮肤的距离为 2~3cm，时间为 5~20 分钟，以局部皮肤红润为度。此法具有温阳举陷和兴奋作用。适用于急性病、昏厥急救及小儿疾病。

（六）灸疮的处理及灸后调养

1. 灸疮的处理

瘢痕灸形成灸疮是治疗上的需要，只有艾炷直接接触皮肤施灸后产生的灸疮才能达到治疗作用。但要达到治病目的，不一定要形成灸疮。艾炷非瘢痕灸、隔物灸或艾条温和灸等都能达到治疗目的，且疗效较好。

艾炷着肤施灸后，局部皮肤都有红晕、灼热感，属正常现象，无须处理。经数小时后即可消失，或遗留黄色瘢痕。然而灸后起疱，只将化脓后才能形成灸疮，所以《中国针灸学》云："言接施灸，不论壮数多少，必起一水疱，水疱不论大小，以其有痒感而抓破之，则化脓菌易于潜入，遂引起化脓……灸后水疱大者，其内部组织力灸火所伤，引起炎症，分泌物增多，贮留于疱皮之下，易于擦破，即引起化脓之症状"，说明疱后化脓是因疱破感染所致。

产生灸疮的原因是灸后起疱。其原因是：①艾炷捻得太松，燃时部分掉落触肤。②艾炷大而壮数多。③起疱后被抓破感染。

灸疮的防止与处理首要是艾炷要捻紧，避免大艾炷直接施灸；适量控制施灸量壮数和施灸时间，便不会导致起水疱或起大水疱；起疱后，要保持局部清洁，小者可自行吸收，发生痒感时，绝对不可抓破。如此自可防止灸疮的发生。若水疱大者，对用消毒针管抽出疱液，用消毒纱布或消炎膏药覆盖固定。若偶因不慎而擦破时，即重行消毒后严密包扎，如是可不致化脓溃烂。

除上述抽液外，还要保护灸疮，避免感染，并可用赤皮葱、薄荷各适量，煎汤趁热淋洗疮之周围，外用玉红膏，促进结痂，自然而愈。

灸疮感染化脓，应给予抗菌药物治疗。若疮愈后，新肌黑色不退，可以取桃枝青嫩皮煎汤温洗之。若灸疮黑色而烂，可用桃胶、柳枝、胡荽各等份煎汤洗之；如灸疮痛不可忍者，可用桃枝、柳枝、芫荽、黄连各适量煎汤温洗之，立可止痛；灸疮久不收门，多为气虚，宜内服内托黄芪丸（黄芪48g，当归12g，肉桂、木香、乳香、沉香各6g）；天热时，灸疮分泌物（液）较多，宜常用净纸或消毒棉花纱布拭干之，不宜用凉水冲洗；天寒时，肉芽不易生长，宜常以葱汤淋洗其周围，以助药膏之不及。灸疮脱痂后，除用桃枝、柳枝煎汤温洗之，应保护局部皮肤，免受风寒侵袭。

2. 灸后调养

艾炷瘢痕灸对患者的精血、津液会有些影响，故宜重视灸后调养。个别体质虚弱者，灸后可能出现低热、口渴、疲劳等不适，不用停灸，继续施灸，不适感即可消失。如这种不适感觉较重，出现尿黄、便秘等症状，为灸火伤阴之象，可予加味增液汤（生地黄、麦冬、玄参、肉苁蓉各15g，水煎服，每日1剂），即可消除。

其他灸法，灸后一般无不适感觉，无须特别调养。

（七）艾灸疗法的优点与注意事项

1. 优点

艾灸疗法是民间疗法的精华，又是针灸疗法的重要部分，民间广为流传，深受人民大众欢迎。艾灸疗法既可配合针术使用，又可单独使用。其优点较多，概括起来主要有以下几个方面。

（1）简便易学

《新针灸学》中说："灸没有像针术中有时发生滞针、弯针、断针和晕针等现象，一般人也容易学会使用，便于推行。"说明艾灸疗法简便易学，人们比较容易掌握与应用，即使取穴，也不像针术那样难。因此，诸多医生和普通群众都会使用，并取得了很好的疗效。

（2）经济实惠

本疗法所用的主要材料是艾叶，而且可自己采集，自己加工制成艾炷和艾条，点燃即可治病。艾叶遍布城乡，采集容易。即使有的配合隔物灸，多为厨房佐料之品或一般常见中草药，有的可以自行采集，取材方便。能大大减轻患者的经济负担，也能节省药材、药品。因此，在边远农村山区更适用本疗法。

（3）适用范围广

艾灸疗法不仅能治疗慢性疾病，也能治疗急性疾病，临床各科都有适应证。内科、儿科、妇科、男科、皮肤科、外科、骨伤科、眼科和耳鼻喉科诸多常见多发病都可用本疗法治疗。《新针灸学》云："它对许多疾病，特别是各种常见疾病的防治，常有显著的效果。"凡是能针刺的部位，绝大多数都可以与灸法配合，以提高和巩固疗效。有些不宜针刺的部位，如神阙穴以及诊断不明的局部肿胀等，单用灸法最为适当。本疗法不仅可在医疗部门使用，也可作为家庭自疗和互疗之用。

（4）方便及时

《新针灸学》云："灸的部位不需要进行消毒。灸治操作得当，除患者有温热的舒适感外，也能出现与针刺时一样的感觉……更广泛地为广大人民群众所掌握，成为与疾病做斗争的有力工具。"艾条灸操作很简便，只要指定灸的部位和灸的时间，患者可以自灸，也更易于调节温度。有些慢性胃肠炎和神经衰弱等疾病的患者，每天到医院针灸，往返麻烦。若患者学会自灸，自己可以在家多灸几次，效果更好。又如阵发性心动过速、心绞痛等发作性疾病，自行灸治，能及时缓解症状。凡是适合本疗法治疗的疾病和美容、保健，都有较好的疗效。即使对久治不愈的慢性疾病，只要耐心坚持治疗，亦多获奇效。

（5）可补针术之不足

针术与灸术各有特点，都能达到良性刺激的治疗效果。针术偏于凉泻，灸术偏于温补，不适合用针的部位，如神阙穴却很适合用灸治，而且效果极佳。灸疗确有其独到之处，故灸法能补针术的不足，如配用针术又有相辅相成之效。

（6）安全可靠

艾灸疗法比针刺疗法更加安全，它没有滞针、弯针、断针和晕针等现象。即使艾炷瘢痕灸会产生灸疮，但有助疗效的提高，若改用隔物灸或艾条温和灸后则无灸疮发生，故而安全可靠。

2. 注意事项

在应用艾灸疗法治疗时，还必须注意以下各点。

医者要端正态度，不断提高灸术。医者在掌握操作、提高灸术的同时，应举止端庄，态度和蔼，操作认真，专心致志。切忌操作马虎，一心二用。

医者要树立信心，取得患者配合。必须灸前做好患者工作，耐心解释，消除其顾虑和恐惧心理，以取得患者的信任和配合。应坚持治疗，切忌间断治疗，影响疗效。若需要选用瘢痕灸时，必须征得患者的同意，方可使用。

要辨证选方，合理施灸。选择灸治配方，一定要进行辨证论治，根据患者的体质和年龄、季节及地域，选择合适的灸法。施灸时取穴要准，灸穴不要过多，火力宜均匀，壮数需足剂，切忌乱灸、暴灸。施灸时，既要注意施灸顺序，又要灵活掌握；患者体位既要舒适，又要便于施灸。

要保持诊疗室内空气畅通。施灸前，室内窗户要打开，保持空气流通。施灸时，冒出的艾烟过浓，会使空气浑浊，患者呼吸不舒畅而引起咳嗽等，用灸较多时尤其如此。因此，要保持室内空气流通，防止空气浑浊。

应注意扑灭艾火。艾绒易燃，在施完艾条灸后，务必将艾条熄火，避免引起火灾。艾灰积压过多时，则需离开人体吹去，或手指轻击艾条，或用艾条轻击存灰杯口，除去艾灰后再灸。艾炷灸时，当燃至 1/3 或 3/5 时，应除去残炷，另换新炷；隔物灸时，当快要燃至隔物垫即除去艾灰，另换新艾炷。

要防止皮肤起疱。起疱灸是一种灸法，但在通常灸治时，还是应防止起疱。施灸时，如温度未掌握好，刺激过猛或者掉落艾火灼伤患者皮肤，都可能引起起疱。为了防止灼伤起疱，要做到以下 3 点。一是艾条要与皮肤保持适当距离；二是持艾条的手要稳定有力，切忌晃动；三是制作艾条或艾炷时，不能太松，防止掉落火星等。

要防止灼烧衣服。施灸时，火星、火灰掉落，很容易灼烧衣服等物。因此，一要及时除去艾灰；二要在靠近燃端处用布或纸遮住，即可防止灼烧衣服。

施灸时间、艾炷大小和壮数多少，应根据患者年龄大小和体质强弱酌情增减。老人、小孩和身体虚弱、功能减退者，艾炷应小些，壮数应少些，艾条灸的时间要短些；身体壮实的中年人，艾炷应大些，壮数应多些，艾

四、艾灸

条灸的时间要长些。虚证、寒证施灸次数和壮数应多些，艾条灸的时间要长些。而实证、热证施灸次数要少些，时间可短些，而且要限定在某些施灸部位。在冬季，施灸的时间和次数可以多些，而春季和秋季应少些，夏季则又应更少些。艾条灸1分钟，相当于小艾炷灸1壮。一般中等艾炷约可燃烧3分钟。艾条灸一般每次可灸5~15分钟，个别达30分钟以上。艾炷灸一般每次可灸3壮，个别可达10余壮或更多。腰背部、小腹部的施灸时间可以长些，壮数可以多些；四肢、胸部和腹部，施灸的壮数应少些；头颈部和阴囊部更要少些，或改用温和灸。总之要灵活掌握，具体而定。

用艾炷灸时，先将艾炷稳放在皮肤上（如有难以放稳的穴位，可先在皮肤上涂些蒜汁或温水，使艾炷粘在皮肤上）方可点燃，以免艾炷掉落。而用艾条灸，点燃后需将艾火熄灭后方可施灸。

防止晕灸。晕灸虽属罕见，但术者也应注意。在施灸中，若患者突然出现头晕、眼花、恶心、心慌汗出、面色苍白、手冷脉细、血压降低甚至晕倒等症状时，是为晕灸。应立即停止灸治，让患者平卧，急灸足三里穴（双），即可平复。

（八）治疗内科疾病——感冒、中暑

1. 感冒

感冒是以外感风邪为主的四时不正之气（六淫）或兼夹时疫之气所引起的一种外感发热性疾病，即现代医学中的呼吸道感染疾病。临床上以发热（体温一般不超过39℃）、恶寒或恶风、头痛、全身酸痛、乏力、鼻塞流涕、打喷嚏、脉浮为主要特征。

【病因】六淫外袭，风为首领。"风为百病之长"，风邪侵袭，善行数变，每多兼夹，尤以夹寒、夹热之邪为多，或夹时疫之气。以身体虚弱，每遇气候变化、寒热失调时尤易罹患。一般来讲，感冒很少有发生传变的情况，且病程短而易愈，但老年人、婴幼、体弱患者，有时亦可变生他病。尤其年老体弱患者，一旦感冒，多缠绵难愈或反复发作。

【症状】病邪有兼夹，病情有轻重。根据临床表现，凡外感以风邪为主的，称为伤风，症见头痛、鼻塞、流涕、恶风；夹寒邪的为风寒感冒，症见恶寒、发热、无汗、头痛、肢节酸痛、鼻塞声重、时流清涕、喉痒、咳嗽、痰稀白、脉浮紧、舌苔薄白而润；夹热邪的为风热感冒，症见发热、微恶风寒、头痛头胀、咽喉肿痛、微渴欲饮、咳嗽、痰黄稠、汗出而不畅、脉浮数、舌苔薄黄；若兼夹时疫之邪，发病急，病情比风热感冒严重，并有传染性，易引起暴发或流行，故称为流行性感冒。

【疗法】

配穴方一

主穴：大椎、风门（双）、足三里（双）。

灸法：温和灸，每日早晚各灸1次，每次15~20分钟，至痊愈为度。

主治：体虚感冒。

附记：引自《外治汇要》。此法有益气固表、健运脾胃之功，能增强人体免疫功能，也可用于预防感冒。

配穴方二

主穴：大椎、风门、足三里、肺俞、风池。配穴：咳嗽加天突；头痛加太阳、印堂。

灸法：①温和灸，每次灸20~30分钟，每日1次或2次，5~7日为1个疗程。②隔姜灸，取艾炷如花生米大小，每穴灸5~7壮，每日1次，7日为1个疗程。

主治：风寒感冒及风热感冒。

附记：引自《艾灸疗法》。此法有疏风散邪、宣肺解表之功，故用之多见效。又用艾炷灸足三里穴3~5壮，或艾条温和灸风门、足三里可预防

四、艾灸

时行感冒，每日灸 1 次，每次灸 20 分钟，连续 3~5 日，效佳。平时使室内通风，坚持户外活动和体育锻炼，以增强防御外邪的能力。

配穴方三

主穴：风池、风门、肺俞、列缺、合谷。配穴：气虚者，加足三里；全身酸痛者，加大杼。

灸法：①隔姜（或麻黄饼）灸，每次选 2~4 穴，各灸 5~7 壮，每日灸 1~2 次；②温和灸，每穴灸 20~30 分钟，灸至以患者感到舒适为宜，局部皮肤潮红为度，每日灸 1 次或 2 次。

主治：风寒感冒。

附记：引自《实用常见病艾灸疗法》。此法有疏散风寒、宣肺解表之功，故用之有效。

配穴方四

主穴：风池，大椎、曲池、外关。配穴：咽喉肿痛加天窗；咳嗽加尺泽、天突；头痛加印堂、太阳。

灸法：用温和灸，每次取 3~5 穴，每穴灸 3~5 分钟，每日 1 次或 2 次。

主治：风热感冒。

附记：引自《实用常见病艾灸疗法》。此法有疏风散热、清利肺气之功，故用之多见效。

配穴方五

主穴：大椎、肺俞、委中。

灸法：用温和灸，每穴灸 20 分钟；或隔姜灸，每穴灸 3~5 壮，每日 2 次或 3 次。

主治：流行性感冒。

附记：引自《实用常见病艾灸疗法》。此法具有辛凉解表、清热解毒之功，故用之多效。

预防感冒，可取大椎、足三里；预防流感加风门，或取大椎、风池、合谷穴，各以艾炷灸 3~5 壮或艾条温和灸 20 分钟，每日 1 次，连灸 3~5 日，即效。也可用避瘟散 0.2g，以绢包，塞鼻孔敷灸，每日 2 次，左右鼻孔交替使用。

2. 中暑

中暑，俗称"发痧"，是发生在夏季的一种急性病症。若不及时治疗或治不得法，可致死亡。根据临床表现，一般又分伤暑、暑风或暑厥。

【病因】多因长期处在高温环境或烈日下（夏秋季节）作业，温热秽浊毒气侵入人体，使气血滞塞而发热。轻者为伤暑，重者为暑风或暑厥。

【症状】卒然出现头晕、头痛、心中烦乱、无汗、眼发黑、恶心、倦怠、四肢发冷、指甲与唇口乌青，甚则突然晕厥、口噤不能言、转筋抽搐，或壮热、烦躁，或汗出气短、四肢厥冷、神志不清、血压下降，或腹痛剧烈、欲吐不出等。

【疗法】

配穴方一

主穴：阳证取大椎、曲池、合谷、内关、足三里；阴证取肾俞、神阙、气海、关元、阴郄、太渊。若抽筋者，配穴加承山、承筋；惊厥者，加后溪、涌泉；湿热夹湿者，加阴陵泉。

灸法：①用艾炷灸（非瘢痕灸），每穴灸 3~5 壮，每日 1 次或 2 次。②用艾炷隔盐灸，在神阙穴灸 5~7 壮，每日 1 次或 2 次。③用艾条悬起灸，每穴灸 10~15 分钟，每日 1 次或 2 次。

主治：中暑重症之阳证或阴证。

附记：引内《实用常见病艾灸疗法》。阳证方能清泄暑热；阴证方能益阴、补气、生津，故随证用之多效。

配穴方二

主穴：神阙、气海、关元、涌泉。

灸法：①用艾炷隔盐灸，在神阙穴隔盐灸，壮数不拘，以苏醒为度。②用艾炷隔姜灸，壮数不拘，以苏醒为度。

主治：中暑脱证。

附记：引自《实用常见病艾灸疗法》。此法有回阳固脱之功，故用之有效。

配穴方三

主穴：关元、气海、神阙、百会。抽筋者，配穴加承山、承筋、阳陵泉。

灸法：①用艾条温和灸，每穴灸 5~10 分钟，以苏醒为度。②用艾炷隔姜灸，取关元、气海、神阙穴隔姜灸，壮数不限，以苏醒为度。③用艾炷隔盐灸，限于神阙穴，壮数不限，以苏醒为度。

主治：中暑。

附记：引自《艾灸疗法》。中暑发病急，必须及时就地抢救，将患者移至阴凉且通风良好的地方，解开衣扣，施以针灸、刮痧等方法。

对于面色苍白、四肢逆冷者，即阴阳离绝可采用艾灸疗法。而中暑重症患者，需迅速送医院抢救为宜。

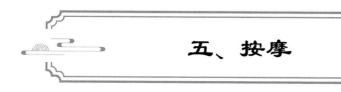

五、按摩

（一）按摩历史

在远古时期，我们的祖先为了求得自身的生存，用原始的工具不断地从事着劳动、生产，同时还要与野兽搏斗，与部落外人群争战，这些劳动和打斗会不同程度地损伤人体的筋肉。受伤之后，人们会本能地用手抚摸受伤的肢体，在长期的实践中，人们逐渐发现按摩能使疼痛减轻或消失。在此基础上，人们逐渐认识了按摩对人体的治疗作用。

两千多年前的春秋战国时期，医生扁鹊曾采用按摩、针灸的方式成功抢救了尸厥患者。《黄帝内经》中则记载了按摩可以治疗关节疼痛、肌肉萎缩、口眼歪斜和胃痛。魏晋隋唐时期，设立了按摩专科，并有了按摩专科医生，这个时期自我按摩得到广泛应用。按摩在宋代曾停滞不前，到明代又见重视，把它列为十三科之一，并向治疗小儿疾患方面发展，还出版了不少专著。到了清代，虽然太医院里不设推拿科，但由于它的卓著疗效，受到人民的欢迎，在民间仍有较大发展，陆续有不少推拿专著问世。

在按摩推拿发展的历史长河中，虽然按摩推拿疗法多为经验性的，但每一种按摩推拿疗法的改进和创新，都在一定程度上促进了按摩推拿医学的发展。特别是随着科学技术的发展，按摩推拿疗法日趋完善，其内容不断充实，治疗范围不断扩大，近年来又在理论和基础研究上获得了可喜的进步。尤其是在某些化学药物对人体产生毒副作用以及手术具有一定的危险性的今天，按摩推拿作为一种自然物理疗法日益受到人们的欢迎，并引起了国际医学界的广泛重视，一股强大的按摩推拿热潮在世界范围内正蓬勃兴起，而中国按摩推拿正以先驱者的身份引导着这一世界医学新潮流。

（二）按摩作用

按摩治病属于中医外治法的范围，至于按摩是通过什么途径起到保健强身和治疗作用的，我们将在这里讨论。

1. 恢复筋骨、关节的功能

人体各个关节、肌肉、筋膜受到外来暴力撞击、强力扭转、牵拉、压迫所致的"筋跳槽，骨错缝"，或劳累过度、持续活动及经久积劳所引起的劳损粘连，或年老体弱、代谢紊乱、筋骨衰退所出现的"退行性病变"，都可以采用传统的推拿按摩手法进行治疗。按摩可以通过外力直接作用到损伤部位，以手的力量和技巧，调节机体生理、病理变化而达到治疗目的。

2. 正骨理筋，整复错缝

古人在没有 X 线检查的情况下，依靠灵敏的手指细心触摸，了解受损伤筋骨的形态及位置变化，如筋受伤之后离开正常位置的"筋歪、筋翻、筋走"，关节在外来暴力作用下产生的微细错缝或关节内软骨板的损伤。这些筋骨的异常变化可引起关节活动受限现象，这就是我们常说的"筋出槽，骨错缝"。按摩推拿手法可以使损伤的软组织抚顺理直，错缝的关节和软骨回纳到正常位置。也就是说，对局部解剖位置的明显变化或微细变化进行整复，可以使筋、骨各顺其位，解除对组织的牵拉、扭转和压迫刺激，使疼痛消失。如闪腰错缝、关节囊及邻近的韧带因受牵拉而损伤，用斜扳法或旋转复位法纠正错缝后，疼痛即可以减轻或消失，腰椎功能也可恢复正常。某一个部位出现肌腱滑脱后，在疼痛部位能触摸到条索样隆起，关节活动严重障碍，必须及早采用弹拨或推扳手法使其回纳。腰椎间盘突出的患者，腰痛和下肢窜痛，行走艰难。恰当的手法可以促使突出的髓核回纳或移位，解除髓核对神经根的压迫，或改善髓核与神经根的压迫关系，使疼痛减轻或消除。骶髂关节错缝，因关节滑膜的嵌顿挤压及局部软组织的牵拉而疼痛难忍，通过斜扳法及伸屈髋膝等被动活动，将错缝整复，疼痛也随之减轻或消失。

3. 活血散瘀，舒筋活络

关节扭伤、韧带拉伤后，常常不敢活动肢体，避免受伤部位牵拉刺激，从而减轻疼痛，这是人体自然的保护性反应。在扭伤的局部出现肿胀，过2~3天后还会有青紫瘀斑。这是由于筋骨受到损伤后，毛细血管破裂出血，离经之血瘀积在一起，局部气血凝滞，直接影响了筋骨功能。

按摩手法能消除血管痉挛，促进血液循环。用推抹法向着心脏方向推拿，可以使瘀血消散，血脉畅通，新陈代谢旺盛，组织营养得到改善，促进肌肉和骨骼的正常代谢，加速肌腱和韧带的修复，并增强其弹性和活动性。按摩手法还能排除关节内积血，使局部酸性物质堆积逐渐减少，促进关节滑液的分泌和周围血液的循环。

4. 解除痉挛，放松肌肉

筋脉受伤以后所产生的疼痛，可以反射性地引起局部软组织痉挛，这虽然是肢体对损伤的一种保护性反应，但如果不及时治疗或治疗不妥当，痉挛的组织就有可能刺激神经，加重痉挛。按摩手法之所以能解除痉挛、放松肌肉，主要是因为手法的镇静作用，其次手法又可以直接作用于痉挛的软组织，使之放松，从而打破和终止疼痛与肌肉、筋脉痉挛的恶性循环，消除肌肉紧张痉挛的病理基础，为恢复肢体的正常功能创造良好的条件。如腓肠肌痉挛，也就是常说的小腿肚子抽筋，可以充分背伸踝关节；腰背肌群痉挛，可大幅度旋转腰椎关节或做与肌纤维方向垂直的横向弹拨。对于通过这些方法仍不能放松的患者，则可以先让其将关节处于屈曲位，在肌肉放松的位置进行操作。以腓肠肌痉挛为例，可以先充分放松踝关节，然后从上而下用力推、扳、按、揉腓肠肌的后侧，目的是让肌组织从紧张状态下解放出来。

5. 松解粘连，滑利关节

急性损伤或慢性损伤的后期，一些软组织常常形成不同程度的粘连、纤维化或瘢痕化。特别是一些关节内和关节附近的骨折，由于局部出血，血肿机化粘连和长时间的固定使肢体关节屈伸活动受限。手法按摩治疗肢体关节活动障碍原理如下：一是运用舒筋手法直接作用到损伤部位，加强损伤组织的弹性和柔韧性，促进血液循环和损伤组织的修复；二是通过被动活动手法，对关节因粘连而僵硬者，起到松解粘连、滑利关节的作用，对局部软组织变性者，可改善局部营养供应，促进新陈代谢，从而使变性的组织逐渐得到改善或恢复。

6. 散寒除痹，祛邪止痛

风寒湿侵袭人体，深入皮肉筋骨，使经络气血不通，产生酸楚、疼痛、麻木、沉重等症状。《黄帝内经》云："风寒湿三气杂至，合而为痹也。其风气盛者为行痹，寒气盛者为痛痹，湿气盛者为着痹也。……痹在于骨则重，在于脉则血凝而不流，在于筋则屈不伸，在于肉则不仁，在于皮则寒。"按摩推拿可以温经通络，祛风散邪，和血脉而除痹痛。另外，点、按、压等"指针法"有明显的镇痛作用，其机理与神经传导阻滞有关，当按压强度足以阻滞局部感觉的传导时，可暂时地减轻疼痛。如按压环跳、承扶，可以减轻坐骨神经痛；按阳陵泉，可阻滞腓总神经，缓解小腿外侧麻木；按极泉阻滞臂丛神经，使上肢疼痛减轻。这种对穴位按摩时的强烈"得气"，还可以提高局部组织的痛阈，达到止痛的目的。

7. 调整气血、脏腑的功能

疾病的发生、发展、变化与人体体质强弱和致病因素有极为密切的关系。病邪作用于人体，正气奋起抗邪，正邪斗争，破坏了人体的阴阳相对平衡，使脏腑气机升降失常，气血功能紊乱，从而产生了一系列的病理变化。按摩可以改善和调整脏腑功能，使脏腑阴阳得到平衡。如肠蠕动亢进者，在腹部和背部进行适当的按摩，可使亢进受到抑制而恢复正常。反之，肠蠕动功能减退者，则可促进其蠕动恢复正常。这种调整作用是通过经络、气血而起作用的。按摩手法作用到体表局部，在局部通经络、行气血、濡筋骨，并通过气血、经络影响到内脏及其他部位。捏脊试验表明，捏脊能有效地提高胃液分泌、增强胃肠蠕动、加强胃肠对蛋白质和淀粉的消化能力，增进食欲。

大量的临床实践证明，按摩疗法对多种疾病行之有效。同时，这种疗效也被现代科学技术证实，并初步认识了它对人体各系统的影响。

8. 对循环系统的作用

按摩疗法对心率、心律、心功能有调节作用。如按揉心俞、肺俞、内关、足三里可以治疗心肌炎后遗症，缓解胸闷、心慌等症状；指压腕背相当阳池穴能治疗不完全性房室传导阻滞而引起的心动过缓。

按摩使肌肉放松后，其血液流量要比肌肉紧张时提高 10 余倍。有学者对 13 例肩周炎患者按摩前后指端血管容积的变化进行观察，发现有 8 例按摩后指端血管容积增加，并且按摩局部和远离部位皮肤表面温度和深层温度均升高，说明按摩可使周围血管开放，血流增加。

按摩对正常血压的影响较小，但血压偏高或偏低时，按摩后则有较为明显的调节作用。对 46 例原发性高血压患者进行按摩后，发现患者收缩压、舒张压、平均动脉压都有明显下降，并且经过多次按摩后还可使血压稳定。

五、按摩

9. 对呼吸系统的作用

按摩推拿疗法对肺的通气、换气、肺活量有影响。对24例慢性支气管炎患者进行按摩后，发现可以提高肺活量，改善气急、气短的症状；对喘息性支气管炎患儿施用捏脊疗法后，发现可以增加肺的通气量，改善患儿的肺功能；对肺气肿患者进行按摩后，可增强横膈运动，改善通气功能，增加有效肺泡通气量，减少残气量和呼吸无效腔，提高残肺的功能，从而明显地缓解其临床症状。有医生介绍，对感冒患者选取风池、天柱、曲池、迎香穴位进行按摩推拿后，可明显减轻鼻塞、流涕等症状，缩短感冒病程。

10. 对消化系统的作用

对疳积患儿运用捏脊疗法和按揉足三里进行治疗，发现治疗后小肠的吸收功能增加。按摩还可调整胃肠道的运动状态，提高对蛋白质、淀粉的消化能力。研究表明，捏脊疗法有助于患儿胃泌素水平下降到正常，使患儿食欲好转，脾胃功能增强；110例幽门痉挛的患者经点压按摩中脘后，在X线透视下可见全部患者的胃蠕动加强，其中94例幽门痉挛解除，钡剂顺利通过幽门进入小肠，说明按摩能增加胃蠕动，解除幽门痉挛状态；选用中脘、脾俞、胃俞等穴位对胃下垂患者进行按摩治疗后，经X线钡餐检查，大部分患者胃下垂的程度均有明显改善，部分患者胃的位置恢复正常。另外，按摩对胃的蠕动有双向调节作用，使蠕动变快，胃排空加速；或使蠕动变慢，胃排空延长。通过X线透视下连续录像观察胆囊舒缩情况，发现按摩可促进胆汁排泄，降低胆囊张力，抑制胆道平滑肌痉挛，从而缓解胆绞痛。

按摩手法对神经系统、免疫系统、血液系统等都有一定影响。目前，还不能用现代的科学手段加以解释。

用刺激体表某些特定的部位来调整体内脏器功能活动的事例，在日常生活中并不罕见。如因食积而引起胃脘腹痛时人们会用手抚摸腹部来帮助胃肠活动；当吃饭、喝水过急而引起食管痉挛时，人们会在背部轻轻拍击以帮助解除症状。这些虽然是人们在生活中积累的经验，不属于有意识的医疗活动，但却包含着刺激体表对内脏功能调节的使用。当人们有意识地把这种动作用于医疗实践，并加以总结，就逐渐形成了按摩治疗内脏疾病的体系。

（三）按摩规则

按摩能够治疗的疾病范围很广，其中特别适合于治疗在劳动或体育运动中常见的各部位的跌打损伤和软组织损伤，近年来在各科中的应用也日益广泛。实践证明，按摩不仅对软组织损伤有效，而且对一些内科、妇科疾病如痛经、心悸、腹泻、腹痛等也有效果，并且还能延年益寿，健体强身。

1. 按摩的治疗原则

按摩前对病情作充分的了解，必须有明确的诊断。对扭挫伤要了解损伤程度，是新伤还是旧伤，有没有断裂、粘连等情况，这对于手法轻重的选择是很重要的。如筋脉完全断裂伤时则不能使用按摩手法；有粘连时则手法使用要得当，不能生拉硬扳。

按摩之前，应该对手法的步骤心中有数，准备采用哪几种手法，必须严格按操作步骤进行。对患者所采取的体位、是否需要助手配合，以及如何配合，都要做出安排。

按摩手法用力要轻重适当。在治疗开始时，手法要轻，根据患者的体质和耐受程度，逐渐增加按摩的力量。当力度达到治疗程度时，需要持续稳定，使力的作用区产生效应，注意调节力量和时间的节奏。治疗结束前按摩用力要减弱，主要是使按摩的局部肌肉、韧带、关节恢复平衡。在施术过程中，还要注意观察患者的表情，询问其自我感觉，随时调整手法强度。

手法操作时动作要求熟练、灵活、敏捷、准确，主要靠手法的技巧，而不是用蛮力。必须避免动作的生硬粗暴，以免造成患者痛苦。

手法操作时要注意局部的解剖关系，如关节的正常活动范围，以避免手法操作活动度过大而加重损伤，注意操作部位有没有重要的血管、神经等，以避免损伤，还要注意保护皮肤，避免擦伤。

患者的体位要安排适当，使患者感到舒适，同时便于患部肌肉充分放松。医生也要选择适当的体位，以便手法操作。

2. 按摩的适应证

急性软组织损伤及慢性劳损性疾病。如四肢关节的扭挫伤、局部肿胀疼痛、颈椎病、肩周炎、肱骨外上髁炎、腰肌劳损等。

脊柱、四肢骨关节间的微细错动。如胸椎小关节紊乱、骶髂关节错缝、桡骨小头半脱位、小儿髋扭伤等。

骨折、脱位后期关节僵直、粘连及组织挛缩萎缩者。

骨性关节病及风湿痹证引起的肢体疼痛、关节活动不利等。

功能紊乱性疾病，如胃肠功能紊乱、性功能紊乱、月经不调、痛经、遗尿、尿潴留、内耳眩晕症、心悸、神经衰弱、脑血管后遗症等。

小儿发热、小儿腹泻、疳积、惊风、咳嗽、肌性斜颈、近视等。

3. 按摩的禁忌证

严重心、脑、肺疾病的患者或极度衰弱者，不能承受按摩手法的刺激，如严重心功能衰竭、脑出血急性期、癌症患者出现恶病质等。

有出血倾向和血液病患者，手法刺激可能导致局部组织内出血，如坏血病、白血病等。

局部有严重皮肤损伤及皮肤病患者，如湿疹、皮疹、脓肿、皮肤冻伤、烫伤等不宜做按摩。

各种骨病，如骨关节结核、骨肿瘤、严重的骨质疏松、骨折患者，手法可使感染扩散，骨质破坏。

诊断尚不明确的急性脊柱损伤，或伴有脊髓损伤症状者。

急性软组织损伤早期，局部肿胀或瘀血严重者，慎用按摩手法。

妊娠3个月以上的孕妇腹部、腰部及肩井、合谷、三阴交等穴位，手法刺激有引起流产的可能。

有精神疾患不能与医生合作者。

剧烈运动之后、过度疲劳、饭前饥饿时，均不宜进行按摩治疗。

（四）谈"骨"说"筋"话按摩

骨骼是人体的支架，是活动中的杠杆。它以关节为枢纽，以肌肉为动力，以神经为统帅，按照人的意志进行各种活动。中医"骨肉相连，筋能束骨""骨为干、肉为墙、筋为刚、皮为坚"的理论，正说明了在人体这一庞大的机器中，各个零件之间的相互联系。在按摩手法中，要想准确地做到正骨理筋，滑利关节，必须了解人体这部大"机器"的构造。

1. 人体的大梁——脊柱

房屋的大梁断了屋顶就会塌，人的大梁——脊柱断了则会引起瘫痪。其实，人的脊柱结构不像房梁，脊椎是由一节节脊椎相叠起来的，形成一个柱状体，它能直能弯，有很强的活动性和适应能力。整个脊柱的构造很复杂，下边我们详细认识一下。

（1）脊柱曲度

在人们的印象中，脊柱应该是笔直的，但这只是看到了它的一面，即从前后看，成一条直线。如果换个角度，从侧面看，则有4个弧度，称为生理曲度。那么，这4个曲度是怎么形成的呢？

随着人体从卧位、坐位到直立，从爬行、抬头到行走，脊柱发育为适应人体行走的需要而发生相应变化。

在胚胎晚期和新生儿期，整个脊柱只有一个向后凸的曲度，当时头和膝相接近，像一只"虾米"一样；等到婴儿头逐渐抬起、能够坐立时，颈段脊柱就形成一个向前凸出的曲度。当婴儿练习站立行走时，关节开始伸直，由于肌肉把腰脊柱向前牵拉，腰部凸向前方做代偿性调整而形成腰曲，从而使身体重心向后移，以维持身体平衡，并与骶骨形成腰骶角。

由此可见，脊柱的 4 个生理曲度，即颈椎前凸、胸椎后凸、腰椎前凸、骶椎后凸。在人体的发育过程中，颈段、腰段脊柱前凸是次发的，身体为保持平衡，在这两个曲度之间不得不维持两个相反的曲度，即胸段、骶尾段脊柱向后凸，或者说维持原有的曲度。

脊柱的 4 个生理弯曲是人类特有的，它适应了人的直立行走，这种曲度的存在使脊柱如同一个大弹簧，加强了脊柱的弹性作用，在行走、跳跃时减轻或消除了从脊柱传向头部的震荡。

（2）脊柱的结构

人体这根"大梁"非常复杂，是由多块椎骨、韧带及椎间盘等连结构成的人体中枢支柱。

成人脊柱共有 26 个椎骨，即颈椎 7 个，胸椎 12 个，腰椎 5 个，骶骨 1 个（小儿为 5 块，成人融合成 1 个），尾骨 1 个（小儿为 5 块，成人也融合成 1 个）。除第 1、第 2 颈椎，骶骨及尾骨外，其他各个椎骨的解剖结构大同小异，都是由椎体、椎弓、关节突、横突及棘突等组成。

椎体是扁圆形的柱状体。腰椎椎体较粗厚，胸椎较细薄，颈椎更为细小。这种颈椎、胸椎、腰椎从上到下椎体逐渐粗大的状况，是人体脊柱承受重量的表现。每个椎骨椎弓的上面、下面各有一对关节突。上下相邻的两个椎骨正是靠关节突关节连在一起的，就好像屋顶上的瓦片一样，一个压一个，按顺序排列。

横突在椎弓的两侧。除了骶骨及尾骨外，每个椎骨左右都各有一个横突。需要特别提出的，在颈椎的横突上都有一孔，椎动脉从这里自下而上的通过。颈椎病患者出现头晕、恶心、突然晕倒的原因，就是因为这里的血管受到了压迫、刺激，大脑供血减少。胸椎的横突则分别与十二根肋骨构成关节，形成胸廓。腰椎横突长短不一，以第3腰椎横突最长，所受腰肌牵拉也最多，所以第3腰椎腰肌筋膜附着点容易发生劳损，出现慢性腰痛，也就是第3腰椎横突综合征。

在椎弓后部中央伸向后方或后下方的骨性突起，称为棘突。我们在后背正中可以摸到一个个突起，常常作为临床上重要的定位标志。如低头在脖子后面，靠近下方最粗大的隆起，就是第7颈椎棘突。在每个椎体的后方都有一个孔洞，它的四壁都是骨质，前壁为椎体后部，两侧壁为左右椎弓根，后壁为椎板。颈椎、胸椎、腰椎各个椎骨的椎孔上、下连接在一起，形成相通的椎管，脊髓就藏在里面，并受到严密的保护。

上下相邻的两个椎骨，它们的椎弓根切迹围成一个椎间孔，支配上肢、下肢、躯干的各个神经根从这里穿出。从解剖学角度看，腰椎椎间孔自上而下宽度逐渐缩小，但穿出的神经根自上而下逐渐增粗，较粗大的神经根被迫通过较小的腰5骶1椎间孔，就容易受到压迫。颈椎椎间孔的大小大致相同，但也是下部较小，第6、第7颈神经根多需经过较小的颈下部椎间孔。从临床观察结果来看，下腰椎和下颈椎确实发病较多。椎间孔的前方是椎间盘，所以椎间盘突出后，将会占据椎间孔部分空间，压迫相应阶段的神经根，出现颈肩痛或腰腿痛。那么，椎间盘又是一个什么样的组织呢？汽车载着重物飞速行驶时，凹凸不平的道路使汽车受到撞击。轮子能缓冲这种撞击震荡，是因为充满气体的汽车轮子由富有弹性的橡胶制成。同理，富有弹性的纤维环组织和髓核中的水分能起到缓冲的作用。

椎间盘是由髓核、纤维环和软骨板三部分组成的弹性软垫，夹在脊柱的两个椎体中间，起连接两个椎体、负重和缓冲震荡的作用。

髓核位于中央，是一种具有黏性、乳白色半透明的胶状体，被纤维环包裹，受纤维环的约束。它的作用就好像一个承重的皮球，对承受纵轴压力的分布不仅是垂直方向，而且能通过髓核的变形作用，使压力呈放射状弥漫散开，均匀地向四周传递，具有吸收传递外力振荡的作用。

纤维环是由多层纤维组织斜形编织环绕着髓核聚集而成，在横切面上

五、按摩

排列成同心环状，就好像切开的洋葱一样。纤维环牢固地附着在椎体的两端，它的作用类似一个盘旋的弹簧，拉住上下两个椎体。髓核从 20 岁起，纤维环从 30 岁起开始老化，椎间盘纤维环水分减小，纤维环开始出现裂痕，髓核很容易从纤维环的裂缝中钻出来，也就是人们常说的椎间盘突出。

软骨板构成椎间盘的上下壁，或者叫顶和底，与椎体的松质骨紧密相连。纤维环与软骨板牢固地结合在一起，质较硬而韧，将胶状的髓核密封在其中。软骨板的作用有 3 种：一是幼小儿童椎体的生长区域；二是帮助固定椎间盘；三是将髓核与椎体松质骨分开。

如果脊柱的椎体像纤维环砖一样摞起来形成笔直的柱状体，跳跃时的冲击会直接传到头部。正是有了极富弹性的椎间盘，传到头部的冲击减小。为了吸收这种冲击，腰前凸出部分的负担加重。一项临床研究表明，坐着时腰部的负担比站立时要大，仰卧位时最轻。腰椎间盘突出症的患者需要卧床休息的原因就在这里。如果能配合牵引使椎间盘压力下降，效果会更好。

2. 坚实的支架——四肢骨

如果把人看成一座宏伟的建筑物，除了脊柱这根支撑人体的"大梁"外，四肢骨则是建筑物中必不可少的坚实"支架"。从数量上看，人体 206 块骨当中，除位于中轴的颅骨、脊柱、胸骨和肋骨占有 80 块以外，其他都是四肢骨。四肢骨是人体运动系统的重要组成部分，其上附着肌肉组织，根据人中枢神经系统的命令，肌肉进行收缩，牵动这些骨骼完成运动功能。

四肢骨包括上肢和下肢两部分，上肢骨、下肢骨的数目和排列方式基本相同。但由于直立行走，人类的上肢从支持功能中解放出来，成为灵活运动的劳动器官，因此上肢骨骼轻巧灵活；下肢骨骼粗大结实，起着支持和移动身体的作用。

上肢骨主要包括锁骨、肩胛骨、肱骨、桡骨、尺骨和手骨，左右对称，共有 64 块骨。

锁骨横架在胸廓前上方，呈"一"形，全长可以在体表触摸到。锁骨的两端，分别与胸骨柄和肩胛骨的肩峰构成关节。锁骨支撑肩胛骨，使肩关节与胸廓保持一定的距离，从而保证上肢的灵活运动。一旦锁骨发生骨折，上肢的运动就会受到限制。

肩胛骨位于胸廓的后方，呈薄板形，覆盖在胸骨第2~7肋骨之间，可分为三个缘、三个角和两个面。上缘短而薄；外侧缘肥厚，邻近腋窝；内侧缘薄而长，对着脊柱；上缘的外侧有肩胛切迹，切迹外侧有一弯曲的指状突起，叫作喙突。外侧角最肥厚，有朝向外侧的梨形关节面，称为关节盂，与肱骨头构成关节。肩胛骨的背面分成上小、下大的两个窝，分别称为冈上窝和冈下窝，肩胛冈的外侧端向前外伸展，高耸在关节盂上方称为肩峰，是肩部的最高点。

上臂的长骨叫肱骨，上端膨大，有朝向上、后、内方的半球形的肱骨头，与肩胛骨的关节盂构成关节。肱骨头的外侧和前方，各有一隆起，分别称为大结节和小结节，两个结节之间有结节间沟，结节沟内有肱二头肌长头肌腱通过，此部位经常出现劳损。

肱骨下端结构较复杂，前后扁，外侧端的肱骨小头，与桡骨形成关节；内侧端的肱骨滑车，与尺骨形成关节。值得提出的是，可以在体表触摸到的肱骨外上髁和肱骨内上髁，分别是肱骨小头外侧和滑车内侧突起，也分别是前臂伸肌群和屈肌群的附着部。内上髁的后下方有一个浅沟，即尺神经沟，有尺神经通过，也就是我们不小心碰到的时候会出现酸麻感的地方。前臂有两根细的长骨，即桡骨和尺骨。桡骨位于外侧，上端比下端细小，上部顶端稍大，称为桡骨头。桡骨头的上面与肱骨小头构成关节，桡骨头的周围与尺骨构成关节，主要是做旋转活动。桡骨下端粗大，内侧有关节面与尺骨头构成关节，外侧向下突出，称为桡骨茎突。桡骨茎突和桡骨头在体表都能触摸到。尺骨位于内侧，上端较为粗大，前面有大的凹陷的关节面，称为滑车（半月）切迹，与肱骨滑车组成关节。在切迹的前下方各有一突起，分别为冠突和鹰嘴突。尺骨下端称为尺骨头，其外侧及前面有尺骨环状关节面，与桡骨形成关节。尺骨鹰嘴、尺骨后缘全长、尺骨头都可在体表摸到。

髋骨是不规则骨，组成骨盆的侧壁，下肢骨通过它与脊柱相连接。髋骨由髂骨、耻骨和坐骨组成。三骨会合于髋臼，在16岁左右完成愈合。髋骨与脊柱的骶骨和尾骨一起构成一个前方敞开的盆状，称为骨盆。

骨盆有两方面的作用，一是骨盆是躯干与下肢的桥梁，是承受躯干上肢全部重量的部位。二是起容纳和保护直肠、膀胱、生殖器官等脏器的作用。由于男女生殖器官的结构和功能的差异，从青春期开始，骨盆逐渐出现明显的性别差异。男性较窄长，女性较短宽，这与其妊娠和分娩机能有关。

3. 人体运动的动力机构——肌肉

跑跳行走、翻滚腾跃等动作，都离不开肌肉这一动力组织。保持人体运动的肌肉一般附着于骨骼，可以随着人的意志而收缩，所以一般称为骨骼肌或随意肌。

骨骼肌在人体内分布广泛，约占体重的40%。每一块肌肉，不论大小如何，都具有一定的形态、结构和位置，并有丰富的血管、淋巴管分布，受特定的神经支配。

我们的四肢、躯干之所以能活动，是因为骨骼肌的两端附着在两块或两块以上的骨，中间跨过一个或多个关节，肌肉收缩时使两块骨彼此接近而产生关节的运动。

（1）躯干肌肉

斜方肌位于项部和背上部的浅层，为三角形的阔肌，左右两侧合在一起呈斜方形，可以使肩胛骨向脊柱靠拢。斜方肌上部肌束可以上提肩胛骨，下部肌束可以使肩胛骨下降，两侧肌肉同时收缩可使头后仰。

背阔肌是全身中最大的扁阔肌，位于背的下半部及胸的后外侧，可以使肱骨内收、旋内和后伸。当上肢上举被固定时，可以引体向上。

肩胛提肌位于项部两侧，斜方肌深面，可以上提肩胛骨。

竖背肌为背肌中最长、最大的肌，纵列在脊柱两侧，在肌肉的深层，可以使脊柱后伸和仰头。

胸锁乳突肌斜列于颈部两侧，是一对强有力的肌肉。一侧胸锁乳突肌收缩使头向同侧倾斜，脸转向对侧；两侧收缩可使头后仰。

（2）上肢肌肉

三角肌覆盖在肩关节的前侧、后侧和外侧，呈三角形，底边朝向肩膀，尖端朝向手指。当上肢做外展、向上和前屈、后伸时，三角肌担任着主要角色。

肱二头肌起端有两个头，长头以长腱起自肩胛骨盂上结节，通过肩关节囊，经结节间沟下降；短头在内侧，起自肩胛骨喙突。两头在上臂前面形成明显隆起的大块肌肉。

肱三头肌位于上臂后面，起端有三个头，合成一个坚韧的腱止于尺骨鹰嘴。肱二头肌和肱三头肌彼此对立活动可以屈伸肘关节，肱二头肌收缩，肱三头肌就会松弛而屈曲肘关节，动作相反时则伸直肘关节。

前臂最主要的功能是旋转，旋后运动是靠着肱二头肌收缩进行的，旋前运动则是靠旋前圆肌与旋前方肌的收缩来进行。这些运动是以上、下尺桡关节为起点，利用桡骨与尺骨的组合来完成。前臂的肌肉可以简单看作两大肌群，包括前臂伸肌群和前臂屈肌群，起点分别附着在肱骨外上髁和内上髁。

（3）下肢肌肉

下肢肌肉比上肢肌肉粗壮强大，这与维持直立姿势、支持体重和行走有关。

臀部的肌肉比较丰厚，形成特有的臀部膨隆，臀大肌位于臀部皮下，将臀中肌、臀小肌及深层的梨状肌覆盖，这些肌肉协同作用，完成髋关节的后伸、外展和外旋。

股四头肌位于大腿前面，是全身中体积最大的肌肉，有四个头即股直肌、股内侧肌、股外侧肌和股中间肌。四个头向下形成一个腱，包绕髌骨的前面和两侧，继而向下延续为髌韧带，止于胫骨粗隆。股四头肌是膝关节强有力的伸肌，对稳定膝关节有重要作用。

股二头肌、半腱肌、半膜肌位于大腿的后面，三块肌肉可以屈膝关节，伸髋关节。屈膝时，股二头肌可使小腿旋外，而半腱肌及半膜肌则使小腿旋内。

胫骨前肌位于小腿前面，起自胫骨外侧面，肌腱向下经过踝关节前方，与趾长伸肌、拇长伸肌一起使踝关节背伸。

腓肠肌、比目鱼肌是小腿后面隆起的肌肉。比目鱼肌在深层，腓肠肌在浅层，两者合称为小腿三头肌。两肌汇合后，在小腿的上部形成膨隆的小腿肚，向下延续为人体最粗大的跟腱，止于跟骨结节，彼此合作可以使踝关节跖屈，站立时能使脚后跟抬起。

4. 巧妙的"轴承"——关节

关节是人体骨骼的重要连接结构。通过关节，骨骼可以灵活运动。关节的主要结构包括关节面、关节囊和关节腔三部分。整个关节的精密结构使它成为骨骼运动的巧妙"轴承"。

关节面一般是一凹一凸，表面比较光滑，并由关节软骨覆盖，以增强光洁度，减少摩擦。两软骨面之间的摩擦系数常小于 0.002，比两个冰面之间的摩擦系数还小，所以利于活动。

关节囊有内外两层，外层坚韧，起加固关节和限制关节过度活动的作用；内层可以分泌少量滑液，可使关节运动时减少摩擦。

关节腔是由关节囊封闭起来的腔。关节腔封闭紧密，腔中有一定的负压，在大气的压力下关节保持紧密的接触。

关节的灵活性除了以其关节面的形态为主要依据，还取决于关节的运动轴，轴越多，可进行的运动形式越多。一般可分为单轴关节（车轴关节）、双轴关节（椭圆关节、鞍状关节）和多轴关节（球窝关节、平面关节）。

（1）肩关节

几乎呈球形的肱骨头与位于肩胛骨外侧较小而浅的关节盂，构成肩关节。肩胛骨就好像是肩关节的遮阳棚，有肩峰、啄突，连接突起的韧带（一种具有弹性的带状组织），弥补了关节盂太浅太小的缺点。

肩关节是典型的球窝关节，球形的肱骨头镶在圆形下凹的肩胛骨关节盂里，关节盂与1/4~1/3的肱骨头面相接触，因此，肩关节可以做较大幅度的运动。

肩关节的运动可围绕3个轴来进行，即围绕冠状轴做屈、伸运动；围绕矢状轴做收、展运动；围绕垂直轴做旋内和旋外运动及环转运动。手臂外展，也就是横向平举超过40°~60°，继续抬高时，常伴有肩胛骨下角转向外侧的运动；手臂继续抬高到180°，笔直向上举起，这种运动还得到了肩锁关节和胸锁关节的协助。

肩关节囊较薄且松弛，特别是下壁更为薄弱，缺少肌肉的加强保护，一旦外伤，肱骨头就会从关节囊薄弱处脱出来，造成肩关节脱臼。

（2）肘关节

肘关节是肱骨下端和桡骨、尺骨上端构成的复合关节，包括3个小关节。①肘关节的屈伸运动是利用肱骨与尺骨构成的肱尺关节来进行的，这个关节属于滑车关节。②由肱骨小头和桡骨小头凹构成的肱桡关节，形态上属于球窝关节，但因受肱尺关节及韧带的限制，只能做旋内和旋外运动。③桡骨与尺骨构成的桡尺关节属于车轴关节，可以在立正的姿势将手掌向前向后绕，也就是做旋转运动。这三个关节包裹在一个关节囊内，囊的前壁、后壁薄而松弛，两侧壁较厚，为韧带所加强；桡侧有外侧副韧带，内侧有内侧副韧带，桡骨头下有桡骨环状韧带，容纳桡骨头在环内旋转时不易脱出。

肘关节的运动范围比肩关节要小得多，伸肘时能够弯曲的范围约145°，伸展的限度约5°，内旋与外旋的范围最大为90°。人支撑拐杖时是肘伸直，洗脸时则是肘弯曲，写字时是肘内旋，拿碗时则是肘外旋，所以肘关节对人类的日常生活而言是很重要的角色。

（3）手关节

俗话说"心灵手巧"，手是人类能进行精巧活动的部分，有能弯曲、伸展、回旋的腕关节，以及可使各个手指弯曲伸直的小关节。

手关节包括桡腕关节、腕骨关节、掌骨间关节、掌指关节和指关节。其中，桡腕关节由桡骨的腕关节面与桡尺远侧关节盘构成的关节窝，舟骨、月骨和三角骨构成的关节头组成；腕骨间关节包括各列腕骨之间的关节和两列腕骨之间的关节。

指关节是位于远节、中节、近节指骨与掌骨之间的关节，能够灵活地活动手指。以人类为首的灵长类，其特征是拇指能自由活动，包括伸、屈、收、展、环转和轻微的旋转活动，此外，还可做对掌运动，即第一掌骨的外展、屈曲和旋内运动的总和。对掌运动加深了手掌的凹陷，并使拇指的指腹部和其他指指腹互相接触，是人进行握持和精细操作时所需要的主要动作。这一动作的完成，依靠拇指腕掌关节的功能。

（4）髋关节

髋关节由髋臼与股骨头构成，属于球窝关节，髋臼很深，约纳入股骨头面积的三分之二。附着在关节囊外面的三条韧带坚强有力，特别是前方的髂股韧带，可防止关节过伸，对维持人体直立姿势有很大作用。

由于股骨头深藏在关节窝内，又有坚强的韧带保护，髋关节这一球窝关节在运动范围上受到限制，远不及肩关节。人类将重心放在下肢，开始用双脚走路之后，髋关节就逐渐失去其精巧性，而增强其稳固性以适应其支持行动的功能。

（5）膝关节

膝关节是连接人体最长的股骨与第二长的胫骨的关节，是人体最大、最复杂的关节。由股骨下端、胫骨上端和髌骨构成。其中，与大腿前侧股四头肌肌腱相连的髌骨，与股骨的髌面相接，在膝关节的构造上是主角之一。股骨远端像轮胎一样的内、外侧髁分别与胫骨的内、外侧髁相对。胫骨内、外侧线的上关节面很浅，外侧呈凸形而内侧呈凹形，因为它们与关节头的曲面不相吻合，所以关节空隙很大，这个空隙由纤维软骨形成的环状半月板来填充。一方面半月板加深了关节窝的深度，加强了膝关节的稳固性；另一方面半月板可同股骨髁一起对胫骨髁做旋转运动，因此也增加了膝关节运动的灵活性。

跖趾关节的弯曲伸展不如指关节广泛，足拇趾的活动也较迟钝。但在步行时，跖趾关节能与其他足部关节配合协调，使步行顺利。

比较上肢与下肢的结构可以发现，足部并没有从其本来基本设计上做较大变化，但人类和一部分灵长类动物的足及其他四足动物的足部，仍有很大的差别。这个差别就是，人类具有能以腿的长轴垂直站立的能力以支撑身体。足底为了适应整个身体的重量，呈纵横的拱形，并利用韧带、肌腱及肌群来支撑拱形构造，这便是所谓的脚掌心。

正常的人体解剖结构，筋骨、关节的连接，是我们认识疾病、治疗疾病的基础。按摩时，当你的手按到某个地方，是骨还是筋，是在关节还是在韧带，重按到哪个部位，轻按在哪个层次，一定要心中有数，做到有的放矢。另外，认识人体的解剖结构，就是要从整体上来进行调整，特别是一些伤筋动骨的病变，常常累及数个关节、数块肌肉，应该全面考虑，避免出现"盲人摸象"的情况。

从按摩手法对肌肉的伸展、关节的活动这一作用中，具体认识一下"筋骨"与按摩的相关性。

正常情况下，肌肉的运动均受神经支配，但在某些病理情况下，某些肌肉处于抑制状态，虽能随意运动，但经常出现痛、酸、无力等。按摩通过各种手法刺激肌肉，使肌肉或肌群的供血得到改善，肌肉中的含糖量得以增加；增强肌肉的代谢，改善肌肉的营养，促进损伤肌肉的修复，加速代谢产物的清除，并可通过肌肉中的经络产生酸、胀、麻、涩、痛等感觉，引起一系列的全身调节反应。因而通过各种不同手法作用于肌肉可以预防和治疗肌肉的病变，伸展肌肉，使肌肉得到最大的休息，而且可以通过经络调整全身，因而有保健、治疗、放松、消除疲劳的作用。有研究证明，按摩比消极性休息能更好地消除肌肉疲劳。

对于关节来讲，按摩通过手法可增强肌腱、韧带的弹性和活动性，促进关节滑液的分泌和关节周围的血液循环，减轻或消除关节囊的挛缩和肿胀，缓解关节周围肌肉的痉挛，使关节的温度升高；而且手法还能使关节被动活动，在一定程度上起到松解黏连、伸展肌肉、整复移位的作用，从而使肌肉关节活动障碍早日恢复。

按摩不但对人体各个关节、筋骨、肌肉的损伤有独特的治疗作用，还能调整气血，改善脏腑机能。当然这种作用离不开经络，因为经络遍布全身，内属脏腑，外络肢节，沟通和联络人体所有的脏腑、器官、孔窍及皮毛、筋肉、骨骼等组织。

5. 脏腑、经络与腧穴

人体是一个复杂的有机体，其组织结构如皮毛筋骨、五脏六腑、经脉络脉、气血津液等，各部分之间都有着纵横交错的内在联系。人们对生命、健康和疾病的认识，主要是对生理活动和病理现象的观察，这集中体现在脏腑、经络这一庞大体系当中。

（1）五脏六腑

五脏指心、肺、脾、肝、肾，六腑指胆、胃、小肠、大肠、膀胱、三焦。中医非常重视脏腑的功能表现，并且认为脏和腑具有完全不同的生理特点。五脏共同的生理特点是化生与贮藏精气，六腑共同的生理特点是受盛与传化水谷。所以，现存最早的中医著作《黄帝内经》说："五脏者，藏精气而不泻也；……六腑者，传化物而不藏……"

这里所说的五脏与六腑，虽然涉及古代解剖学的知识，但始终没有把内脏的解剖形态作为核心问题，而是着眼于对人体的各种生命现象（包括生理活动与病理变化）进行系统观察，从而发现生命活动的规律。虽然这在一定程度上使用了解剖形态学的研究方法，但更主要的是依赖对各种生命现象直观的、整体的观察与反复的临床验证。如观察到皮肤受凉后，会引起鼻塞、流涕、咳嗽等症状，从而认识到了皮毛、鼻与肺存在着密切关系。又如，使用一些补肾的药物可以促进骨折的愈合，因而认识到了肾中精气对骨骼有滋养作用。因此，中医的五脏六腑不能等同于现代解剖学中的相应脏器。中医学的脏腑包括解剖形态上的基本知识，更重要的是涵盖了生理和病理学方面的概念。中医学中，脏腑的生理功能所涉及的范畴，超越了现代生理学中相应脏器或其生理功能所包括的范畴。

从中医角度看，五脏与六腑并不是彼此孤立的，而是通过经络系统有机地联系在一起，形成一个在形态结构、生理功能和病理变化上都相互联系与制约的统一整体。这种相互的联系与制约，体现在脏与脏、脏与腑、腑与腑，以及脏腑与组织官窍之间等各方面。在这个有机的整体中，五脏是生理活动的核心，生命活动中各种正常协调的生理过程，只有在五脏功能活动的统帅与调控下才能顺利进行。这就形成了以五脏为核心，配合六腑，联系组织官窍的整体观。

（2）经络

经络是运行全身气血，联络脏腑、四肢关节，沟通上下内外，调节人体各部分功能的通路。它们好像四通八达的交通线，遍及全身。

经络是经脉和络脉的总称。经络中的"经"，好像直行的径路，是经络系统纵行的主要干线；经络中的"络"，有网络的含义，是经脉的细小分支。经络在全身有规律的循行和错综复杂的联络交会，把人体的五脏六腑、四肢百骸、五官九窍、皮肉筋脉等组织器官联结成一个有机的统一整体，以保持人体机能活动的协调和平衡。

经脉分为正经和奇经两大类，为经络系统的主要部分。正经有十二条，每条属于一个脏腑器官。根据各经所联系内脏的阴阳属性及其在肢体循行位置的不同，分为手三阴经、手三阳经、足三阴经、足三阳经四组，合称

"十二经脉"。阴经属脏，行走在四肢的内侧；阳经属腑，行走在四肢的外侧；手经行走在上肢，足经行走在下肢。

气血在经脉中运行有一定的方向和顺序，循环贯注如环无端。十二经气血循行的流注关系从手太阴肺经开始，按顺序传到足厥阴肝经，再传到手太阴肺经。

下面谈谈与十二经脉不同的"奇经"。奇经有八条，又称"奇经八脉"，是指十二条经脉之外的八条经脉，它不拘于正经，不属络脏腑，没有表里的络属关系，是与十二经脉"别道奇行"的八条经脉，包括督脉、任脉、冲脉、带脉、阴跷脉、阳跷脉、阴维脉和阳维脉。奇经八脉具有补充十二经脉之不足和调节正经气血的作用。

奇经八脉循行的特点是：督脉行走在后背，沿着脊柱中央循行，统帅一身的阳经，称为"阳脉之海"；任脉行走在身体前面，沿着胸正中线而行，总督一身的阴经，称为"阴经之海"；冲脉，从腹部直冲向上，有要冲的意思，与十二经都有关系，称为"十二经之海"；带脉围绕腰部一周，形成束带，统束纵行的阴阳诸经；阴跷、阳跷、阴维和阳维四脉，目的在于加强人体左右阴阳的协调。督脉、任脉又与十二经脉并称"十四经脉"。

最后简单介绍一下络脉，络脉分为别络、浮络和孙络。别络有本经别有邻经之意，其功能是加强表里阴阳两经的联系与调节作用。络脉中浮行在浅表部位的称为"浮络"，络脉最细小的分支称为"孙络"。此外，还有十二经别、十二经筋和十二皮部。

总之，经络就好像看不见的战线，有大有小，有粗有细，把人体各个脏腑、组织和器官，由上到下、从内到外，网络起来。按摩疗法之所以能够防治疾病，也正是因为经络具有传导感应和调整虚实的功能。通过恰当的穴位、运用适量的刺激方法，激发经络本身的功能，即产生"得气"（指酸、胀、重、麻、痛感觉）现象和"行气"（指蚁走、水流等感觉）现象，达到"泻其有余，补其不足，阴阳平复"的作用。

（3）腧穴

腧穴又称穴位、穴道。"腧"有转输和输注的意思，"穴"有孔隙和聚集的意思。

腧穴是脏腑气血输注的地方，也是疾病在体表的反应部位。因此，在腧穴与脏腑的关系上形成腧穴—经络—脏腑的相互联系。腧穴就好像一个窗口，当体内发生某种异常或出现病变，这些信息就会传递到皮肤的穴位上，通过它可窥视体内的病情变化；反过来，通过这个窗口，把治疗信息传递到中枢神经和内脏，调节人体脏腑气血功能，达到防病治病的目的。

腧穴表现出的生物特性可以说是五花八门，有电特性和温度，还有发光现象、电振现象、波动现象，这种特性是人体生命活动在腧穴部位的综合反应。也就是说，当脏腑出现病理变化时，在相应皮肤出现脱屑、丘疹、色素变化、触觉改变及皮肤温度、电阻等物理特性变化；或相应出现压痛、结节、条索状物。

按摩防病治病，正是通过对这些穴位和反应点进行刺激，达到治疗目的。由此可见，选取穴位准确与否，则直接影响到治疗效果。

1）常用的取穴方法。

①体表解剖标志定位法。

部分腧穴可以直接利用体表解剖标志如毛发、骨骼、肌肉等定位，大多数腧穴是以体表解剖标志为基础，将人体各部分按规定尺寸进一步量取，如脐中至耻骨联合上缘为5寸，仍需要在体表解剖标志基础上定尺寸。因此，体表解剖标志定位法是最主要的定位方法。该法有固定标志和活动标志的区别。

固定标志指不受活动的影响，相对固定的标志。人体各部分的骨节和肌肉形成的隆起、凹陷，五官（眉、目、耳、鼻、口等）的轮廓，毛发的边际，趾指甲，乳头以及肚脐等，都是本身不需活动就具有的体表标志。例如，腓骨头前下方凹陷可以定阳陵泉穴，两眉中间可以定印堂穴等。

活动标志指必须采取相应的动作姿势，才会出现的标志。人体各部位的骨节、肌肉、肌腱、皮肤等，随着活动而出现的空隙、凸起、凹陷或皱纹等。如耳屏与下颌关节之间，张口呈凹陷的听宫穴；手微握拳，第五掌指关节后纹头赤白肉际处呈现的后溪穴等。

②骨度折量定位法。

以体表骨节为主要标志，折量出身体各部分的长度和宽度，定出分寸标准。骨度分寸折量常用的标准："寸"是指比例长度"等分"，即以骨节为主要标志，设定两骨节点之间的长度比例等分。骨节位置固定，不受

个体差异影响，适用于高矮胖瘦的人体。在有骨性标志的地方，应尽量按"骨度"折量法定位。

③指寸定位法。

指寸定位是根据患者本人手指所规定的分寸量取腧穴的方法。因为用其本人手指作为衡量尺度，所以又称为"同身寸法"。

中指同身寸：以患者中指中节桡侧两端纹头（将拇指、中指屈曲成环状）之间的距离作为1寸。

拇指同身寸：以患者拇指的指间关节的宽度作为1寸。

横指同身寸：又称为"一夫法"。患者手食指、中指、无名指、小指四指并拢，以其中指中节横纹为准，其四指的宽度作为3寸。

腧穴定位方法应当在"骨度"折量定位法基础上，参照被取腧穴本人的手指进行比量并结合一些简便的体表解剖标志（尤其是活动标志）取穴方法，综合以上三种取穴定位方法以确定腧穴的准确位置。

2）常用的腧穴位置及主治范围。

①头面部常用穴位。

迎香：位于鼻翼外缘中点旁，当鼻唇沟中。主治鼻塞、鼻出血、面神经麻痹、鼻炎。

翳风：耳垂后方，在乳突和下颌角之间凹陷处。主治耳鸣耳聋、口眼歪斜、三叉神经痛、中耳炎。

四白：目正视，瞳孔直下，当眶下孔凹陷处。主治目赤痛痒、口眼歪

斜、视力减弱、三叉神经痛。

地仓：位于口角外侧，上直对瞳孔。主治嘴歪、流涎、面肌痉挛、面神经麻痹、三叉神经痛。

颊车：位于下颌角前下方一横指（中指）凹陷中，当咀嚼时咬肌隆起最高点处。主治口歪、牙痛、牙关紧闭、面神经麻痹。

下关：在耳前方，颧弓与下颌切迹所形成的凹陷中。这个穴位闭口有孔，张口孔闭。主治耳聋耳鸣、牙痛头痛、口歪、下颌关节炎、面神经麻痹、三叉神经痛。

头维：位于额角发际直上0.5寸，头正中线旁4.5寸。主治头痛、目眩、前额神经痛。

睛明：位于目内眦角稍上方凹陷处。主治赤肿痛、流泪、近视、视物不明、夜盲、面神经麻痹。

百会：位于后发际正中直上7寸或头顶正中线与两耳尖连线的交点处。主治头痛、眩晕、中风、脱肛、子宫脱垂、神经性头痛、高血压、休克。

水沟：在人中沟的上1/3与中1/3交点处。主治昏迷、小儿惊风、癫狂、痫病、口眼歪斜、挫闪腰痛。

②颈项部常用穴位。

天柱：位于后发际正中旁开1.3寸，在斜方肌外缘凹陷中。主治头痛、项强、鼻塞、肩背痛、落枕。

风池：在枕骨粗隆下与乳突下缘相平，胸锁乳突肌与斜方肌上端之间的凹陷处。主治感冒、头痛、眩晕、颈项强直、肩背痛、落枕、颈部肌肉扭伤。

风府：位于后发际正中直上1寸，枕骨粗隆直下，两侧斜方肌之间凹陷中。主治头痛、感冒、眩晕、颈项强痛、中风不语。

③胸腹部常用穴位。

中府：位于胸前壁的外上方，平第1肋间隙，距前正中线6寸。主治咳嗽气喘、胸痛、肩背痛、肺炎、支气管炎、支气管哮喘。

缺盆：在锁骨上窝中央，距前正中线旁开4寸。主治咳嗽气喘、咽喉肿痛、肩臂麻痛。

梁门：位于脐上4寸，前正中线旁开2寸。主治胃胀、胃痛、食欲不振、呕吐、泄泻、胃下垂、十二指肠溃疡。

天枢：位于脐旁2寸。主治腹胀肠鸣、绕脐痛、便秘、泄泻、月经不调、肠道蛔虫症、腹肌损伤、腰痛。

章门：位于乳中线，第11肋游离端的下方。主治腹胀、呕吐、胁痛、腰部肌肉损伤、肋间神经痛、胸肋部挫伤。

期门：在乳头直下，第6肋间隙，前正中线旁开4寸。主治胸胁胀痛、呕吐、肋软骨炎、胸肋部挫伤。

中极：位于下腹部，脐下4寸，前正中线上。主治小便不利、遗尿、阳痿早泄、遗精、月经不调、痛经、盆腔炎、腰痛。

关元：在前正中线，脐下3寸处。主治小腹疼痛、遗尿、泄泻、阳痿、月经不调、赤白带下、膀胱炎。

石门：在前正中线，脐下2寸处。主治腹痛、腹胀、小便不通、痛经、阳痿、遗精。

气海：在前正中线，脐下1.5寸处。主治腹痛泄泻、遗尿、遗精、阳痿、月经不调、赤白带下、崩漏、体弱虚脱、盆腔炎。

神阙：位于脐窝中央。主治腹胀痛、泄泻脱肛、妇人不孕、膀胱炎。

下脘：位于腹正中线，脐上2寸。主治腹痛腹胀、呕吐、呃逆、泄泻、胃炎、胃溃疡。

建里：在腹正中线，脐上3寸。主治胃痛呕吐、食欲不振、肠鸣泄泻、胃下垂。

中脘：在腹正中线，脐上4寸。主治胃痛、胃胀、反胃、呕吐、泄泻、心悸、失眠、消化不良、高血压、胃下垂。

上脘：在腹正中线，脐上6寸。主治胃炎、胃痉挛、呕吐，泄泻。

膻中：位于胸骨上，前正中线，平第4肋间，两乳头连线的中点。主治气喘、胸闷痛、心悸、乳汁不足、支气管哮喘、肋间神经痛。

④腰背部常用穴位。

天宗：在肩胛骨冈下窝中央凹陷处，与第4胸椎相平。主治肩胛疼痛、肘臂外侧疼痛、气喘、乳痈。

肩外俞：位于第1胸椎棘突下，旁开3寸。主治落枕、肩背疼痛、颈项强硬。

肩中俞：位于第7颈椎棘突下，旁开2寸。主治肩背疼痛、咳嗽气喘、目视不明。

肺俞：在第3胸椎棘突下，旁开1.5寸。主治咳嗽气喘、潮热盗汗、鼻塞、咽痛、肺炎。

心俞：位于第5胸椎棘突下，旁开1.5寸。主治胸痛、失眠、健忘、咳嗽、吐血、冠心病、高血压、心肌炎。

膈俞：位于第7胸椎棘突下，旁开1.5寸。主治呕吐、呃逆、咳嗽气喘、贫血、腰背部损伤、胸胁部挫伤。

肝俞：在第9胸椎棘突下，旁开1.5寸。主治胸胁痛、目疾、黄疸、脊背痛、胆囊炎、胃痉挛、肋间神经痛。

胆俞：在第10胸椎棘突下，旁开1.5寸。主治黄疸、胁痛、胸胁部挫伤、胆囊炎、胆石症、肝炎。

脾俞：在第11胸椎棘突下，旁开1.5寸。主治腹胀、呕吐、泄泻、背痛、贫血、胃下垂、进行性肌营养不良、慢性支气管炎。

胃俞：在第12胸椎棘突下，旁开1.5寸。主治胃脘痛、呕吐、腹胀、消化不良。

肾俞：在第2腰椎棘突下，旁开1.5寸。主治遗尿、遗精、阳痿、月经不调、肾炎、腰扭伤、腰肌劳损、腰椎间盘突出症。

大肠俞：第4腰椎棘突下，旁开1.5寸。主治腹胀、便秘、泄泻、腰痛、前列腺炎、盆腔炎、腰肌劳损、腰椎间盘突出症。

关元俞：位于第5腰椎棘突下，旁开1.5寸。主治腹胀、泄泻、小便

五、按摩

频数或不利、遗尿、盆腔炎、腰部扭伤、坐骨神经痛。

小肠俞：位于骶正嵴中旁开 1.5 寸，平第 1 骶后孔。主治腹痛、泄泻、遗精、功能性子宫出血、盆腔炎、腰骶部扭伤、马尾神经损伤。

膀胱俞：位于骶正中嵴旁开 1.5 寸，平第 2 骶后孔。主治小便不利、遗尿、泄泻、便秘、腰骶强痛、坐骨神经痛、肾盂肾炎。

白环俞：位于骶正中嵴旁开 1.5 寸，平第 4 骶后孔。主治遗尿、遗精、月经不调、腰骶疼痛、坐骨神经痛、梨状肌综合征、前列腺炎。

秩边：位于骶正中嵴旁开 3 寸，第 4 骶后孔。主治小便不利、便秘、腰骶痛、下肢痿痹、膀胱炎、痔疮、坐骨神经痛。

肩井：在肩上，第 7 颈椎棘突与肩峰连线的中点。主治头项强痛、肩背痛、颈椎病、落枕、乳腺炎、肩关节周炎。

腰阳关：位于后正中线，第 4 腰椎棘突下凹陷中，约与髂嵴相平。主治腰骶疼痛、下肢痿痹、赤白带下、阳痿、月经不调、遗精、坐骨神经痛、盆腔炎。

命门：在后正中线上，第 2 腰椎棘突下凹陷中。主治阳痿、遗精、带下、月经病、遗尿、腰肌劳损、腰骶关节扭伤、坐骨神经痛。

至阳：位于后正中线，第 7 胸椎棘突下凹陷中，约与肩胛骨下角相平。主治胸胁胀痛、腰背疼痛、胆囊炎、胆道蛔虫症、心绞痛、胸椎小关节紊乱症、肋间神经痛。

大椎：位于第 7 颈椎棘突下凹陷中。主治咳喘、头痛、项强、癫痫、感冒、颈痛、落枕、颈椎病。

夹脊：在第 1 胸椎至第 5 腰椎棘突下两侧，后正中线旁开 0.5 寸，一侧 17 穴，左右共 34 穴。主治腰背部软组织损伤、腰肌劳损、腰椎间盘突出症、坐骨神经痛，其中上胸部夹脊穴治疗呼吸、循环系统疾病和上肢疾患，中胸部夹脊穴治疗肝胆、胃肠疾病，腰部夹脊穴治疗腰部、腹部、泌尿生殖系统及下肢病症。

腰眼：位于第 4 腰椎棘突下，旁开约 3.5 寸。主治腰部软组织损伤、腰肌劳损、第三腰椎横突综合征、月经病。

⑤上肢常用穴位。

合谷：位于手背第1、第2掌骨之间，约平第2掌骨中点处。主治头痛、齿痛、咽喉肿痛、口眼歪斜、面神经麻痹、感冒、手臂痛。

阳溪：位于腕背横纹烧侧，拇指上翘时，拇短伸肌腱与拇长伸肌腱之间的凹陷中。主治头痛、目赤肿痛、齿痛、耳鸣、耳聋、腕关节炎、桡骨茎突狭窄性腱鞘炎。

手三里：位于前臂背面桡侧，阳溪与曲池连线上，肘横纹下2寸。主治肩臂痛、肱骨外上髁炎、手臂麻木、上肢不遂、腹痛、腹泻。

曲池：屈肘成直角，位于肘横纹外端与肱骨外上髁连线的中点处。主治目赤痛、咽喉肿痛、上肢不遂、手臂肿痛、腹痛吐泻、荨麻疹、肩肘关节炎、肱骨外上髁炎。

臂臑：位于臂外侧，三角肌止点处，曲池与肩髃连线上，曲池上7寸。主治肩臂痛、颈项拘挛、肩部软组织损伤、肩周炎。

肩髃：位于肩峰端下缘，在肩臂外展平举时所出现的凹陷处。主治上肢麻痹、肩臂挛痛不遂、颈椎病、肩周炎、肩峰下滑囊炎。

极泉：位于腋窝正中，腋动脉搏动处。主治心痛、胸闷、心悸、肩臂疼痛、肘臂冷痛、四肢不举、肩周炎。

神门：位于腕掌侧横纹尺侧端，尺侧腕屈肌腱的桡侧凹陷处。主治胸痛、心烦、心悸、失眠、健忘、癫狂、胸胁痛、掌腕痛、腕管综合征、腕关节损伤。

后溪：位于手掌尺侧，微握拳，第5掌指关节后尺侧的远端掌横纹头赤白肉际处。主治落枕、急性腰扭伤、头项强痛、肘臂疼痛、肋间神经痛、目赤、耳聋、癫狂。

养老：位于腕背侧，以掌向胸，尺骨小头桡侧缘凹陷中。主治落枕、肩背痛、腕关节损伤、腰痛。

小海：位于肘内侧，尺骨鹰嘴与肱骨内上髁之间凹陷处。主治肘臂疼痛，肘及前臂麻木、酸痛。

肩贞：肩内收时，位于腋后皱襞上1寸处。主治上肢麻木或疼痛不举、肩臂疼痛、肩部软组织损伤、肩周炎。

曲泽：位于肘横纹中，肱二头肌腱的尺侧缘。主治心悸、心痛、胃痛、呕吐、肘臂酸痛。

内关：位于前臂掌侧，腕横纹上2寸，掌长肌腱与桡侧腕屈肌腱之间。主治胸痛、呕吐、胃痛、心律不齐、腕管综合征、腕扭伤。

大陵：位于腕掌横纹中，掌长肌腱与桡侧腕屈肌腱之间。主治心痛、心悸、呕吐、胃痛、腕管综合征、腕关节损伤。

阳池：位于腕背横纹中，指总伸肌腱的尺侧缘凹陷处。主治腕痛、目赤、耳聋、咽喉痛、糖尿病。

外关：位于手背腕横纹上2寸，尺骨与桡骨之间。主治手臂痛、肘臂屈伸不利、胁肋痛、头痛、目赤肿痛。

天井：屈肘时，位于尺骨鹰嘴上1寸凹陷中。主治颈项痛、肩臂痛、鹰嘴下滑囊炎、偏头痛、胁肋痛。

肩髎：上臂外展平举时，位于肩峰后下方凹陷处。主治肩臂痛、颈椎病、肩周炎、肩峰下滑囊炎、肩重不举。

腰痛点：在手背，第2、3掌骨及第4、5掌骨之间，腕横纹与掌指关节中点处。主治急性腰扭伤、腰椎间盘突出症、腰肌劳损、肩背痛。

外劳宫：位于手背第2、3掌骨间，指掌关节后0.5寸。主治落枕、颈项痛、肩臂痛、手指麻木及屈伸不利、急性腰扭伤。

⑥下肢常用穴位。

髀关：位于股前区，髂前上棘与髌骨外侧缘连线上，平会阴处。主治股四头肌拉伤、腰痛、髋和膝关节疼痛、大腿肌肉萎缩、股外侧皮神经炎。

伏兔：位于髂前上棘与髌骨外缘连线上，髌骨外上缘直上6寸处。主治股四头肌损伤、大腿肌肉萎缩、膝关节创伤性关节炎、髌骨劳损、下肢不遂。

梁丘：位于髂前上棘与髌骨外缘连线上，髌骨外上缘直上2寸处。主治膝关节及周围软组织损伤、髌骨劳损、股四头肌萎缩、膝肿痛、胃痛、乳腺炎。

犊鼻：位于髌骨下缘，髌韧带外侧凹陷中。主治膝痛、下肢麻痹、屈伸不利、胫骨结节骨骺炎、髌骨劳损、半月板损伤。

足三里：位于犊鼻穴下3寸，胫骨前缘外一横指处。主治胃痛、腹痛、呕吐泄泻、便秘、运动后肌肉疲劳、胫骨结节骨骺炎、下肢麻痹，是保健强壮穴。

丰隆：位于小腿前外侧，外踝尖上8寸，距胫骨前缘两横指。主治头痛、眩晕、呕吐、便秘、痰多咳嗽、下肢痿痹、坐骨神经痛。

解溪：足背踝关节横纹的中央凹陷，拇长伸肌腱与趾长伸肌腱之间。主治头痛、眩晕、腹胀、便秘、下肢痿痹、踝关节扭伤、足背痛。

三阴交：位于足内踝尖上3寸，胫骨内侧缘后方。主治腹胀、月经不调、带下、遗精、遗尿、小便不利、阳痿、失眠、下肢麻痹、内踝韧带损伤、跟痛症。

商丘：位于足内踝前下方凹陷中。主治腹胀、便秘、泄泻、踝关节扭伤。

阴陵泉：位于胫骨内侧髁下缘凹陷中。主治腹胀、泄泻、小便不利、膝痛、下肢麻痹。

血海：位于髌骨内上缘上2寸处。主治月经不调、经闭、贫血、膝内侧副韧带损伤、髌脂肪垫损伤、半月板损伤、髌骨劳损。

承扶：位于大腿后侧正中线，臀横纹中点。主治坐骨神经痛、腰骶神经根痛、坐骨结节滑囊炎、梨状肌综合征、重症肌无力。

殷门：位于承扶穴与委中穴连线上，承扶穴直下6寸处。主治腰痛、下肢痿痹、腰椎间盘突出症、坐骨神经痛、重症肌无力。

委中：位于腘横纹中央，股二头肌肌腱与半腱肌肌腱中间。主治腰痛、下肢痿痹、腓肠肌痉挛、坐骨神经痛、髌骨劳损、小便不利。

承山：位于小腿后侧中央，当伸直小腿或足跟上提时腓肠肌肌腹下出现三角形凹陷处。主治急性腰扭伤、腓肠肌损伤、坐骨神经痛、腰椎间盘突出症、腓肠肌痉挛、膝关节疼痛。

昆仑：位于足外踝尖与跟腱之间凹陷处。主治头痛项强、腰骶疼痛、高血压、足跟痛、坐骨神经痛、跟腱炎。

涌泉：位于足底部，蜷足时足前部凹陷处，约当足底第2、第3跖趾缝纹头端与足跟连线的前1/3与后2/3交点上。主治头顶痛、头晕、失眠、咽喉肿痛、小便不利、三叉神经痛、高血压。

太溪：位于足内踝尖与跟腱之间的凹陷中。主治月经不调、遗精、阳痿、小便频数、咽喉肿痛、失眠、足跟痛、腰痛。

照海：位于内踝下缘凹陷中。主治咽喉干痛、月经不调、赤白带下、小便频数。

居髎：位于髂前上棘与股骨大转子连线中点。主治髋关节及周围软组织损伤、腰腿痹痛、腰椎间盘突出症。

环跳：位于股骨大转子最高点与骶骨裂孔连线上，外1/3与内2/3的交界处。主治坐骨神经痛、梨状肌综合征、腰椎间盘突出症、髋周围软组织损伤、半身不遂。

风市：位于大腿外侧中线上，腘横纹水平线上7寸，或直立垂手时，中指尖处。主治中风半身不遂、股外侧皮神经损伤、腰腿痛、下肢肌肉麻痹、周身瘙痒。

阳陵泉：位于腓骨小头前下方凹陷中。主治半身不遂、胸胁疼痛、腓总神经损伤、坐骨神经痛、膝关节软组织损伤。

悬钟：位于外踝尖上3寸，腓骨前缘。主治落枕、颈项强痛、腰膝疼痛、下肢痿痹、半身不遂。

丘墟：位于足外踝的前下方，趾长伸肌腱的外侧凹陷处。主治颈项痛、胸胁痛、外踝肿痛、下肢痿痹、中风偏瘫。

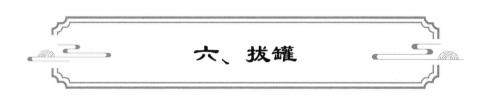

六、拔罐

（一）拔罐疗法基本知识

1. 定义

拔罐疗法属中医外治法的一种，是中医治疗学的重要组成部分。拔罐疗法是以一系列特制的罐为工具，采用燃烧或抽吸等方法排出罐内空气形成负压，使之吸附在人体表面穴位或治疗部位上，对局部皮肤形成吸拔刺激，造成体表局部充血或瘀血，并以此治疗疾病的一种物理疗法。

2. 作用机理

（1）机械刺激，温热刺激

拔罐疗法对皮肤可产生一种良性的机械刺激和温热刺激。机械刺激可使局部组织高度充血，加强局部组织的气体交换；局部毛细血管破裂，血液溢入组织间隙，从而产生瘀血，起到一种良性的刺激作用。温热刺激可使局部血管扩张，促进局部血液循环，改善充血状态，加强新陈代谢，加速体内病理产物的排出，改变局部组织的营养状态，增强血管壁通透性，增强白细胞的吞噬活力，增强局部耐受性及机体抵抗力，从而达到防治疾病的目的。

吸附、熨刮、牵拉、挤压皮肤和浅肌肉层的良性刺激，有效地调动了体内的免疫功能，对免疫功能低下所造成的低热不退等有较好的疗效。有学者对拔罐前后的患处局部组织做病理检查，发现拔罐前见到炎性坏死组织及炎性渗出物内细菌集落和角化上皮，而拔罐后见到肉芽组织增生，皮肤上皮组织形成。

（2）调整阴阳，祛邪扶正

拔罐疗法具有调整阴阳的作用，一方面是通过腧穴的配伍作用来实现的，另一方面是通过与其他疗法配合应用来实现的。如拔关元穴可以温阳祛寒，拔大椎穴可以清泄阳热；肝阳上亢引起的头痛、高血压等病可取大椎、肝俞等穴，用三棱针刺血后加拔火罐；脾胃虚寒引起的泄泻，可取天枢、足三里、脾俞、胃俞等穴。由此可见，阴阳失调引起的疾病可以通过拔罐疗法得以纠正，从而恢复机体阴阳平衡状态。

拔罐疗法具有祛邪扶正的作用，主要是通过拔出体内的各种邪气，邪祛则正安。祛邪扶正的作用也可通过各种不同的拔罐方法以及经络腧穴的配伍应用来实现。如由风、寒、湿邪引起的痹证，可在疼痛部位（阿是穴）进行刺络拔罐，拔出病邪，气血得以正常运行而病自愈；荨麻疹多因营血虚弱，卫外失固，腠理空虚，风邪乘虚侵袭肌肤而引起，治疗时可在病变局部进行刺血拔罐，以祛除风邪，配合曲池、血海可调营扶正，邪气祛除，营卫调和，则病自愈。大量临床实践证明，刺血拔罐法的祛邪作用最佳，而针罐及熨罐法的温阳扶正作用最佳。

（3）疏通经络，行气活血

人体的经络内属于脏腑，外络于肢体，纵横交错，遍布全身，将人体内外、脏腑、肢节联络成为一个有机的整体，具有运行气血，沟通机体表里、上下和调节脏腑组织活动的作用。若经络气血功能失调，就会发生各种病变。拔罐疗法通过对经络腧穴的负压吸引，可起到疏通经络、行气活血的作用，鼓动经脉气血，濡养脏腑组织器官，温煦皮毛；同时使衰弱的脏腑机能得以振奋，鼓舞正气，加强祛除病邪之力，从而使经络气血恢复正常，疾病得以祛除。临床常用的循经拔罐法、走罐法及刺络拔罐法等，均有上述功能。

（4）双向调节，异病同治

拔罐疗法具有双向调节作用和独特的功效，在取穴、操作等不变的情况下，可以治疗多种疾病。如大椎穴刺血拔罐法，既可治疗风寒感冒，又可治疗风热感冒，还可用于内伤发热。

许多临床研究证明，拔罐具有双向的调整作用，如使高血压降低，或低血压升高；使过高的白细胞计数降低，使过低的白细胞计数增加；当心动过速时使心率减慢，当心动过缓时使心率加快等。拔罐的双向调节作用与疾病的好转是一致的。

总之，拔罐疗法根据中医基础理论、经络腧穴学说，辨证施治，配合应用，从而达到疏通经络、行气活血、散瘀止痛、调和阴阳、清热解毒、祛除寒湿等目的。

（二）拔罐疗法特点

1. 适应证广泛

拔罐疗法适应证广泛，凡是能够用针灸、按摩、中药等方法治疗的各种疾病都可以使用拔罐治疗，尤其对于各种疼痛性疾病、软组织损伤、风寒湿痹证等脏腑功能失调，经脉闭阻不通所引起的病证有较好的疗效。

2. 疗效好，见效快

拔罐疗法不仅适应证广泛，而且疗效好、见效快。如一般的腰背部痛，在疼痛部位拔罐之后，立即感觉疼痛减轻或消失；感冒发热，在大椎穴刺血拔罐后再在膀胱经走罐一次，多数患者即可治愈。

许多临床经验证明，拔罐疗法具有明显缓解疼痛的作用，无论是头痛、

六、拔罐

腹痛、风湿痛、癌症疼痛，还是外科的急慢性软组织损伤，如落枕、急性腰扭伤等，通过拔罐均可缓解疼痛，尤其是刺络拔罐法的止痛效果更为突出。疼痛可因"气滞血瘀，不通则痛"，刺络拔罐法，可活血化瘀，使局部气血通畅，疼痛自然缓解。从现代医学的观点来看，拔罐可刺激某一区域的神经，调节相应部位的血管和肌肉，解除血管和平滑肌的痉挛，所以可获得比较明显的止痛效果。

3. 易学易懂易推广

拔罐疗法本身来源于民间，许多百姓都会在自己家中进行拔罐治疗。拔罐疗法易于学习和运用，一般懂得中医针灸的医师，在很短的时间内即可掌握拔罐的操作技术并能够临床应用。不懂中医针灸的人也可以在短时间内学会拔罐的一般操作，用于简单的家庭防病治病。另外，拔罐疗法治疗疾病无须特殊器材和设备，所用器械及辅助用品，居家举目皆是，诸如罐头瓶、杯子、纸、火柴等皆可取用。患者可在无痛苦、不用去医院的情况下康复，避免了服用药物给机体带来的不良反应，所以拔罐疗法是一种易于推广和普及的治疗方法。当然要想彻底掌握拔罐疗法这门技术，精益求精，提高疗效，还需要较长时间的学习。

4. 经济实用

采用拔罐疗法治疗疾病，不仅可以减轻患者的经济负担，还可以节约大量的药品，尤其对于医疗条件比较困难的地区以及流动性比较大的单位（如野战部队、地质勘察队），拔罐疗法有其特殊作用，能够随时随地进行拔罐操作。如果临时没有拔罐所需用品，也可找杯子、罐头瓶等替代。

5. 副作用少

采用拔罐疗法，只要按规程操作就不会引起烫伤，并且不良反应少。

（三）常用罐具及特点

拔罐疗法所使用的罐具种类很多，按临床使用，一般分为传统罐具和新型罐具两大类。

1. 传统罐具

传统罐具都是根据所用材料而命名，包括兽角罐、竹罐、陶瓷罐、玻璃罐、橡胶罐、塑料罐、抽气罐、金属罐8种。目前，在民间和基层医疗单位仍普遍使用竹罐、陶瓷罐和玻璃罐，兽角罐在边远山区还有少数人使用；金属罐因导热快、太笨重，目前已被淘汰。

兽角罐：是指用牛、羊等兽角制成，顶端磨成一孔，用于吸附排气。目前，我国边远少数民族地区仍有用兽角拔罐的习惯。

竹罐：根据排气方法不同，选材、制作也有区别。竹制火罐因用火力排气，须选取坚实成熟的老竹子来制作。成熟的竹材料质地坚实，经得起火烤而不变形、不漏气。竹罐的优点是制作简单，轻便耐用，便于携带，经济实惠，不易打破；缺点是容易干裂漏气，不透明，无法观察罐内皮肤的变化。

陶瓷罐：用陶土烧制而成，口底平整，里外光滑，厚薄适宜，此罐适用于火力排气法。

玻璃罐：用耐热玻璃制成，腔大口小，罐口边缘略凸向外。按罐口直径及腔的大小，可分为大、中、小3种型号，多用于火力排气法，特别适用于走罐法及针刺后拔罐法。其优点是造型美观、清晰透明，便于拔罐时在罐外观察皮肤的变化，从而掌握拔罐时间，是目前临床应用最广泛的罐具；缺点是导热快，易烫伤，容易破损。

橡胶罐：用具有良好伸缩性能的橡胶制成。口径可小至用于耳穴，大到可以覆盖整个人体，其形状因临床需要各异。多用抽气排气法。优点是消毒便利，不易破损，适用于耳、鼻、眼、头皮、腕、踝部等稍凹凸不平的特殊部位拔罐；缺点是价格高，也无法观察罐内皮肤的变化。

塑料罐：用耐热塑料压制而成，其规格型号与玻璃罐相似。优点是不易破损，携带轻便；缺点是不能观察罐内皮肤变化，易老化变形。

抽气罐：用有机玻璃或透明的塑料制成，采用罐顶活塞来控制抽排气。抽气罐的优点是不用点火，不会烫伤，安全可靠，抽气量和吸拔力可控制；自动放气起罐不疼痛；罐体透明，便于观察吸拔部位皮肤的充血情况，便于掌握拔罐时间。

104

金属罐：由铜、铁、铝、不锈钢等金属材料制成。规格与型号要求一般与陶瓷罐、玻璃罐相似，用火力排气法。其优点是消毒便利，不会破损；缺点是制造价格高，传热快，容易烫伤皮肤，无法观察拔罐部位皮肤的变化。

2. 新型罐具

新型罐具又分为电热罐、磁疗罐、红外线罐、紫外线罐、激光罐、离子渗入罐等多种，但这些罐具因造价高，使用复杂，目前仅限于少数医疗部门使用，未能全面普及和推广。

另外，在没有专用罐具或在突发情况下，可用代用罐进行拔罐治疗，如茶杯、酒杯、空药瓶、罐头瓶、碗等，只要口部平整光滑、能耐热、能产生一定吸拔力的器具，皆可用来拔罐。

（四）拔罐方法

1. 火罐法

利用燃烧的热力排去罐内的空气，使之形成负压而吸附于皮肤上的罐法，称为火罐法，是临床最常用的一种拔罐方法。它既可以单独使用，又可以多罐同时使用。单独使用时称为单罐法，多罐同时使用时称为多罐法。采取单罐法还是多罐法一般由病变的范围来决定。

若病变范围比较小，或压痛点只有一点，即可用单罐法。如胃痛可在中脘穴拔罐，偏头痛可在太阳穴拔罐，牙痛可在颊车穴拔罐，软组织扭挫伤可在阿是穴拔罐，痈切开或自溃后可在患部拔罐排脓等。

若病变范围比较大，或疼痛敏感点较多，可采取多罐法治疗，根据病变部位的解剖形态，吸拔几个乃至十几个火罐。如某一肌束劳损疼痛，可按照肌束的位置或形状吸拔多个火罐；某脏腑或器官瘀血疼痛时，可按该脏器的解剖位置对应的体表纵横并列吸拔多个火罐。

火罐疗法排气方法的选择，应根据施术部位和体位灵活运用。火罐排气法一般采用闪火法、投火法和贴棉法3种，其中闪火法适用于各种体位，投火法和贴棉法适用于侧位和横拔位。

闪火法：用镊子夹95%酒精棉球点燃后，伸入罐内旋转一圈后立即退出，再迅速将罐具扣在需拔穴位上。操作时要注意蘸酒精不要太多，避免火焰随酒精流溢烫伤皮肤；火焰也不宜在罐内停留太长时间，以免罐具过热而烫伤皮肤。

投火法：是指将点燃的小纸条或95%酒精棉球投入罐内，迅速将罐扣于应拔的部位上。此法适用于侧面横拔，不可移位，否则会因燃烧物下落而灼伤皮肤。

贴棉法：用直径1cm左右的棉球一块，不用太厚，略浸酒精，贴在罐内壁上中段或底部，点燃后立即扣于选定的部位上。此法也多用于侧面横拔，同样不可蘸太多酒精，以免灼伤皮肤。

2. 闪罐法

闪罐法是临床常用的一种拔罐手法，一般多用于皮肤凹凸不平、容易掉罐的部位。具体操作方法是用镊子或止血钳夹住蘸有适量95%酒精的棉球，点燃后送入罐底，立即抽出，将罐拔于施术部位，然后将罐立即取下，再迅速吸拔、取下，如此反复，直至皮肤潮红为止。通过反复的拔、起，使皮肤反复地紧、松，反复地充血、不充血、再充血形成物理刺激，

六、拔罐

对神经和血管有一定的兴奋作用，可增加细胞的通透性，改善局部血液循环及营养供应。此法适用于治疗肌萎缩，局部皮肤麻木、酸痛或功能减退等疾病。采用闪罐法注意操作时罐口应始终向下，棉球应送入罐底，棉球经过罐口时动作要快，避免罐口反复加热以致烫伤皮肤，操作者应随时掌握罐体温度，如感觉罐体过热，可更换另一个罐继续操作。

3. 熨罐法

熨罐法也叫滚罐法，是在闪罐法的基础上演化而来的。反复闪罐使罐体变热时，立即将罐体翻转，用温热的罐底按摩穴位或皮肤。使用熨罐法要掌握好罐的温度，温度过高容易烫伤皮肤，过低则达不到熨罐的效果。熨罐法可以与闪罐法配合使用，当闪罐法罐底发热时，则可翻转罐体施用熨罐法，当熨罐法罐体变凉时，即可翻转罐体采用闪罐法治疗。

4. 留罐法

留罐法又称坐罐法，是指将罐吸拔在应拔部位后留置一段时间的拔罐方法，此法是临床最常用的一种罐法。留罐法主要用于以寒邪为主的疾患，脏腑病，久病，部位局限、固定、较深者，多选用留罐法。如经络受邪（外邪）、气血瘀滞、外感表证、皮痹、消化不良、神经衰弱、高血压等病证，用之均有良效。

治疗实证用泻法，即用单罐口径大、吸拔力大，或用多罐密排、吸拔力大，吸气时拔罐，呼气时起罐。

治疗虚证用补法，即用单罐口径小、吸拔力小，或用多罐疏排、吸拔力小，呼气时拔罐，吸气时起罐。

留罐法可与走罐法配合使用，即先走罐，后留罐。

5. 走罐法

走罐法又称行罐法、推罐法及滑罐法等。一般用于治疗病变部位较大、肌肉丰厚而平整，或者需要在一条或一段经脉上拔罐者。走罐法宜选用玻璃罐或陶瓷罐，罐口应平滑，以防划伤皮肤。具体操作方法是：先在施术部位涂适量的润滑液，然后用闪火法将罐吸拔于皮肤上，循着经络或需要拔罐的线路来回推罐，至皮肤出现红润、充血甚至瘀血为止。操作时应注意根据患者的病情和体质调整罐内的负压，以及走罐得快、慢、轻、重。罐内的负压不可过大，否则走罐时因疼痛较剧烈，患者无法接受；推罐时应轻轻推动罐的颈部后边，用力要均匀，以防火罐脱落。

走罐时应对不同部位采用不同的行罐方法。腰背部沿垂直方向上下推拉；胸胁部沿肋骨走向左右平行推拉；肩、腹部采用罐具自转或在应拔部位旋转移动的方法；四肢部沿长轴方向来回推拉等。

走罐操作方法有以下 3 种。

轻吸快推法：罐内皮肤吸起 3~4mm，以 6cm/s 的速度走罐，以皮肤潮红为度。此法适用于外感风邪、皮肤麻木、末梢神经炎等，每日 1 次，每次 3~5 分钟，10 次为 1 个疗程。

重吸快推法：罐内皮肤吸起 6~8mm，以 3cm/s 的速度走罐，以皮肤呈紫红为度。此法适用于经脉、脏腑功能失调的病证，每日 1 次，每次 3~5 分钟，10 次为 1 个疗程。

重吸缓推法：罐内皮肤吸起 8mm 以上，以 2~3cm/s 的速度缓推，至皮肤紫红为度。此法适用于经脉气血阻滞、筋脉失养等病证，如寒湿久痢、坐骨神经痛、肌肉萎缩及痛风等。此法的刺激量在走罐法中最大，可自皮部吸拔出沉滞于脏腑、经脉的寒、湿、邪、毒。每日 1 次，每次 3~5 分钟，10 次为 1 个疗程。实证逆经走罐，虚证顺经走罐。

6. 转罐法

转罐法与摇罐法相似，较摇罐法力量大，刺激性强。先用闪火法将罐拔于皮肤上，然后手握罐体，来回转动。操作时手法宜轻柔，转罐宜平稳，防止掉罐。转动的角度要适中，角度过大患者不能耐受，过小无法达到刺激量。由于转罐法对穴位或皮肤产生较大的牵拉刺激，加强了血液循环，增强了治疗效果，多用于穴位治疗或局部病证的治疗。注意罐口应平滑，避免转动时划伤皮肤。转罐法可与走罐法配合应用，在皮肤上涂适量的润滑油，可减轻疼痛。

7. 针罐法

针罐法是指先在一定部位施行针刺，待达到一定刺激量后，将针留原处，再以针刺为中心，拔上火罐，以增加治疗效果的一种方法。操作时要特别注意针柄不宜过长，以防吸拔时针柄触及罐底，使针头深入体内出现危险。此法不得在胸、背部使用。

此法也可先在待拔穴位上针刺得气后立即出针，然后在针孔处拔罐，可吸出少量血液或组织液；此法可加大刺激量，提高针刺疗效，适用于顽固性痹证、痛证。也可局部消毒后，用梅花针叩击体表，使皮肤潮红或微出血后再拔罐，并留罐 5~10 分钟，适用于肢体麻木、瘫痪等病证。

针罐结合，增强了对经络穴位的刺激，常用于比较顽固的病证，如中医所指的"痹证"；如顽固性风湿痛、陈旧性筋骨损伤、坐骨神经痛、腰椎间盘突出等。用针罐法应注意手法的掌握，防止滞针、断针。

8. 刺络拔罐法

刺络拔罐法是指刺络放血与拔罐配合应用的一种方法。用三棱针或皮肤针（梅花针、七星针等）刺激病变局部或小血管，使其潮红、渗血或出血，然后加以拔罐的一种方法。先在局部刺络出血，再进行拔罐，留罐 5~10 分钟后取下，再用干棉球擦净皮肤即可。此法在临床治疗中较常用，而且适用证较广、见效快、疗效好，具有开窍泄热、活血祛瘀、清热止痛、疏经通络等功能。凡属实证、热证者，如中风、中暑、高热、头痛、咽喉痛、目赤肿痛、麦粒肿、急性腰扭伤、痈肿、丹毒等，皆可用此法治疗。此外，对重症、顽症及病情复杂的患者也非常适用，如对各种慢性软组织损伤、神经性皮炎、皮肤瘙痒、神经衰弱、胃肠神经痛等疗效尤佳。

9. 刮痧罐法

刮痧罐法是利用一定的工具，如牛角板、木梳背、瓷调羹等，在人体某一部位的皮肤上进行刮痧，使皮肤潮红充血，呈现一块或一片紫红色的斑点，然后拔罐，从而达到防治疾病目的的一种疗法。

此法可作为病变范围较窄的部位以及走罐法或多罐法受到限制时的补充方法。

10. 按摩罐法

按摩罐法是指将按摩和拔罐相结合的一种拔罐方法。两者可先后分开进行，也可同时进行。特别在拔罐前，根据病情先循经点穴和按摩，对于疼痛剧烈的病证及软组织劳损或损伤引起疼痛的患者，治疗效果良好。

11. 水罐法

水罐法是先在罐内装入 1/3~1/2 的温水，将纸或 95% 酒精棉球放在靠近瓶口处点燃，在火焰旺盛时投入罐内，并迅速将罐扣在应拔部位的一种拔罐方法。在应用水罐时，若应拔部位不在侧面，操作者手法又不十分熟练时，应先设法将患者的应拔部位调整为侧位再拔罐（以免拔罐时水液漏出），待吸拔后再恢复到舒适体位（应防止在活动中因肌肉过度牵拉而脱罐）。但必须使罐底朝上，这样温水才能充分浸渍于受术皮肤表面，发挥其温暖的刺激作用。之所以用温水，主要是因为在拔罐刺激的同时，利用其温暖水汽来增强对局部的刺激。若温水过少，温暖刺激的时间较短，效果就差。小抽气罐的体积小，很适宜在头面部、手部等狭窄部位施术，但吸力较弱，若配以温水，刺激量就会大大增强，局部的治疗效应就更明显，可以缩短治疗时间。温水罐较适宜于局部寒冷不温、虚寒和实寒类病证，通过水的温度能进一步促进经气的畅行。另外，对于老年人和皮肤干皱者，用温水罐可润柔皮肤，不致发生局部疼痛或减轻疼痛。

12. 药罐法

药罐法是拔罐法与中药疗法相结合的一种治疗方法，是以竹罐或木罐为工具，药液煎煮后，利用高热排除罐内空气形成负压，使竹罐吸附于施术部位，这样既可起到拔罐时的温热刺激和机械刺激作用，又可发挥中药的功效，从而提高拔罐的治疗效果，在临床上可根据患者的病情辨证选择适合的中药。具体操作方法是：用特大号的陶瓷锅或一种特制的电煮药锅，先将中药用纱布包好，放入锅中，加入适量的水煎煮；煎出药性后，再将竹罐或木罐放入煎好的中药，煮10分钟左右（一般可根据药性决定煮沸时间），用镊子或筷子将罐夹出，迅速用干净的干毛巾捂住罐口，以便吸去药液，降低罐口温度，保持罐内的热气，趁热迅速将罐扣在所选部位，手持竹罐稍加按压约半分钟，使之吸牢即可。本法的优点是温热作用好，可起到罐与药的双重作用，多用于风寒湿痹证。药罐法常用于治疗感冒、咳嗽、哮喘、风湿痛、溃疡病、慢性胃炎、消化不良等。

13. 响罐法

响罐法是指在罐具吸定后，稍加推拉或旋转，随即用力将罐具拔下，发出"啪"的响声的一种拔罐方法。如此反复吸拔，重复操作多次，以皮肤潮红或呈紫红色为度。此法与闪罐法功效相同，通常用小口径罐具在局部面积较小的部位施术。

14. 旋罐法

旋罐法是指在罐具吸定以后，手持罐具底部，使之向同一方向旋转的一种拔罐方法。

15. 动罐法

动罐法是指在罐具吸定以后，手持罐具反复进行上提、下压或前后左右摇摆罐体（罐具不脱离皮肤）的一种拔罐方法。

16. 提罐法

提罐法是指先用闪火法将罐吸拔于皮肤上，然后将罐上提拉动皮肤，再恢复原状，这样反复、轻柔、均匀地来回提拉多次，至皮肤出现瘀血为止的一种拔罐方法。此法常用于拔腹部的穴位。提罐法应注意用力要适中，力量过大容易把罐拔掉，过小则达不到刺激量。

17. 摇罐法

先用闪火法将罐拔在皮肤上，然后均匀而有节奏地摇动吸拔在皮肤上的火罐。这样反复的牵拉，增加了对穴位或皮肤的刺激量。摇罐时应注意用力要柔和，速度不宜过快，摇动的角度要适宜，太大容易把火罐摇掉或者患者不能耐受，太小达不到刺激量，起不到摇罐的作用。

18. 弹罐法

弹罐法是指在罐具吸定以后，用手指弹击罐体，或提罐上下快速震颤的一种拔罐方法。

（五）操作规程及注意事项

1. 操作规程

（1）术前准备

认真检查和询问患者，以确定是否是拔罐适应证，有无禁忌证，根据病情拟定治疗方案；检查所需药品、器材、罐具是否齐全，同时进行消毒，做好施术前的一切准备；对患者讲明施术过程中注意事项，争取患者理解和配合，消除其恐惧心理，增加其治疗信心。

（2）选择体位

拔罐体位正确与否，直接关系到治疗效果。正确的体位应使患者感到舒适、肌肉放松，充分暴露拔罐部位。通常采用的拔罐体位有以下几种。

仰卧位：适用于头面、前额、胸腹、上下肢前侧及手足部的穴位。

俯卧位：适用于头颈、肩背、腰骶及上下肢后侧的穴位。

侧卧位：适用于头侧、面侧、肩侧、胸侧、下肢外侧等，除与床接触部位以外的所有其他部位的穴位。

俯伏坐位：适用于头后部、颈项、肩背、腰骶等部位的穴位。

仰靠坐位：适用于头前部、面颊、胸腹、腿前部等部位的穴位。

（3）罐具选择

根据患者的体质、胖瘦及待拔部位的面积、所治疾病的需要，正确选择罐具和罐型。

（4）术前消毒

确定治疗部位以后，用热毛巾擦洗待拔部位，再用消毒纱布擦干后拔罐；如果施行针刺或刺络拔罐时，则必须以 75% 酒精或碘酒消毒，待皮肤干燥后再拔罐；如果待拔部位有毛发，则必须剃光毛发，洗净擦干后再拔罐。

（5）罐具预热

在秋冬季节或寒冷天气里拔罐，须将罐具用火烤或水烫进行预热，以罐具温度稍高于体温为宜。罐温不可过高，以免烫伤皮肤。

（6）观察反应

罐具全部拔上后，要不断观察受术者的反应，询问感受，及时处理和调整不适。如吸拔力太大产生疼痛，应适当放气减小吸拔力；若吸拔力太小负压不够，可起罐后再拔一次；如患者疼痛异常、头晕、恶心、心悸，或刺络拔罐出血过多，必须立即起罐检查处理。

（7）拔罐时间

大型号罐具吸力强大，每次可留罐 5~10 分钟；中型罐吸力较强，留罐 10~15 分钟为宜；小型罐吸力较小，留罐 15~20 分钟为宜。

（8）拔罐次数

常规治疗一般每日拔罐 1 次或隔日拔罐 1 次；每 10 次为 1 个疗程；2 个疗程间隔 3~5 日。

（9）起罐方法

抽气罐打开罐顶气阀即可。其他罐具起罐时要两手协作，一只手轻按罐口附近的皮肤，另一只手扶持罐具，待空气缓缓进入罐内后，轻轻脱罐，切不可用力硬拔或让空气进入太快，以免损伤皮肤，产生疼痛。

（10）起罐后的处理

一般情况无须处理。若因留罐时间较长，皮肤产生水泡时，可用消毒针刺破放水，擦涂紫药水防止感染；若针罐法、刺络拔罐法的针孔出血，可用干消毒棉球压迫止血；若局部严重出血，下次不宜在此部位施术。所有程序处理结束后，让患者静息 20 分钟方可离开。

2. 注意事项

拔罐时室内应保持温暖，避开风口，防止患者受凉。患者应选择舒适的体位，否则留罐时患者改变体位，容易使罐具脱落。

患者过饱、过饥、酒后、过度疲劳或剧烈运动后不宜拔罐，待上述状况改变后再拔。

拔罐时应根据患者所需拔罐的不同部位，选择不同口径的罐具，一般宜选择肌肉丰满、富有弹性、没有毛发和无骨骼以及关节无凹凸的部位进行拔罐，以防掉罐。

用火罐时，注意不要烫伤皮肤，棉球蘸酒精量要适中，过多容易滴到皮肤上发生烫伤，过少则火力不够而拔罐无力，达不到治疗效果。因罐口靠近皮肤，所以棉球经过罐口时的速度要快，以免罐口过热而烫伤皮肤。

贴棉法应注意防止燃烧的棉花脱落。

拔罐时的操作动作要迅速且轻巧，要做到稳、准、轻、快。罐内的负压与扣罐的时机、动作的快慢、火力的大小、罐具的大小直接相关。只有掌握好操作技巧，才能将罐拔紧而不过紧，罐内负压适宜。

拔罐数目多少要适宜，一般都采取单穴拔罐、双穴双罐法，罐多时罐间距离不宜太近，以免牵拉皮肤产生疼痛或相互挤压而脱罐。在使用针罐时，需注意拔罐可使皮肤凸起，肌肉收缩，加之罐底部的撞压，容易使针体弯曲或针尖的深度增加，尤其是胸背部的穴位，容易造成气胸，故胸背部慎用此法。

初次治疗的患者，年老体弱者，儿童及神经紧张、空腹的患者以选择小罐为宜，拔罐时间宜短，负压力宜小，手法宜轻。同时应选择卧位，随时注意观察患者的反应，以免发生晕罐现象。晕罐现象多表现为头晕目眩、面色苍白、恶心呕吐、四肢发凉、周身冷汗、呼吸急促、血压下降、脉微细无力等。遇到晕罐现象，医者不能紧张慌乱，要立即令患者平卧，注意保暖。轻者服温开水或糖水即可迅速缓解并恢复正常；重者则应针刺人中、内关、足三里、中冲等穴，或艾灸百会、中极、关元、涌泉等穴，一般可很快缓解并恢复正常。

拔罐可使皮肤局部出小水泡、小水珠、出血点、瘀血现象或局部瘙痒，此为正常治疗反应。一般阳证、热证、实证多呈现鲜红色瘀斑反应；阴证、寒证、血瘀证多呈现紫红色、黯红色瘀斑反应；寒证、湿证多呈现水泡、水珠；虚证多呈现潮红或淡红色。如局部没有瘀血现象或虽有轻度的潮红现象，但起罐后立即消失，恢复皮肤原来的颜色，一般提示病邪尚轻，病情不重，病已接近痊愈或取穴不够准确。前一次拔罐部位的瘀斑未消退之前，一般不宜再在原处拔罐。

拔罐的间隔时间应根据瘀斑的消失情况和病情、体质而定，一般瘀斑消失快、急性病、体质强者，间隔时间宜短；瘀斑消失慢、慢性病、体质弱者，间隔时间宜长。

血罐法的出血量应根据患者的性别、年龄、病情和体质而定，一般急性病、青壮年、体质强者出血量宜多；慢性病、老年、幼儿及体质弱者出血量宜少。

（六）常见反应及处理方法

1. 正常反应

无论用何种方法将罐吸于体表，由于罐子的负压吸引作用，局部软组织可隆起于罐口平面以上，患者觉得局部有牵拉发胀感，或发热、温暖、凉气外出、舒适感等，有的病症立即或渐渐减轻，甚至完全消除。当然，上述感觉并非全部出现，依个体反应的不同，出现的多寡显隐有别。留罐到一定时间（数分钟至十多分钟），或闪罐、走罐多次后，局部的软组织呈现潮红、紫红色（瘀斑色），或出现丹痧（小点状，紫红色疹子），起罐后皮肤的这些变化可能维持数日。这些，都属于拔罐疗法的治疗的正常反应。

中医和西医可根据局部的反应情况来诊断和辅助诊断疾病。中医认为，拔罐区出现水泡、水肿、水气过多者，提示患湿气证；出现深红、紫黑或丹痧，或触之微痛，兼见身体发热者，提示患热毒证；身体不发热者，提示患瘀血证；皮色不变，触之不温者，提示患虚寒证；微痒，或出现皮纹，提示患风证。有关刺络拔罐吸出的液体，可表现不同的病情。一般认为，鲜血显示病情较轻，黑血或瘀块显示瘀阻较重，黄水显示湿热证，清水显示寒湿。血水往往出现在治疗的开始阶段或疾病即将痊愈阶段，至于出血量多少，也可提示病情的轻重及转归。有些患者开始治疗时，出血量少甚至不出血，这是瘀血阻塞严重或风气盛的表现，随着治疗次数的增加，瘀血逐渐被吸出，出血量才渐渐增多，但随着病情的好转，出血量又会渐渐减少，直至吸不出血。西医认为，拔罐区若出现微细出血，可作为诊断发疹性疾病（如麻疹、猩红热、斑疹伤寒等）的依据之一，因为这些疾病的发疹前期都发生毛细血管的损害。若出现印痕黑晕，其中有出血之紫斑，而且相互重叠，则为斑疹伤寒的阳性反应，这种反应较变形杆菌凝集反应或立克次体凝集试验阳性平均可提早 2 日出现，且阳性率高；出现很多大水泡，提示有水液潴留，肢体有不明显的肉眼难以观察出现的水肿；呈现粉红色或无色斑，提示患有神经痛或高血压；呈现深紫色斑，并且在紫红色的印痕中间常出现黑褐色斑纹者，提示患有风湿病和类风湿性关节炎。若治疗过程中这些印痕或斑纹逐渐减少，则提示病情减轻、好转或痊愈。

116

2. 异常反应

上罐后，如果患者感到局部非常紧张，疼痛灼热难忍，数分钟即起水泡（也可能患湿气证），或于施术局部的远端感觉发凉、发麻、疼痛等，均属异常反应。引起异常反应的原因大概有以下几方面。

1）患者心理反应过度。

2）罐子吸力过大。

3）施术时失误，灼伤皮肤，或皮肤本来就有伤口。

4）所涂药物的刺激过强。

5）罐口边缘过薄(指代用罐)或不平滑，有砂粒状样凸起或凹缝、凸痕，或患者皮肤干枯松弛（如老年人），加上医者上罐时可能旋转了手腕（旋罐），使皮肤出现皱褶。

6）拔罐的局部有潜在的较大动脉分布（如腹股沟动脉、足背动脉搏动处），由于吸力的作用，局部软组织紧张，动脉受压而使血压受到影响，导致远端的组织出现缺血，故出现发麻、发冷、疼痛等反应，甚至还会出现组织坏死。

7）晕罐，是指在拔罐的过程中，患者出现头晕、心慌、恶心、呕吐、冒冷汗甚至晕厥等症状。引起晕罐的原因为虚弱、饥饿、疲劳、精神紧张，或置罐于禁忌部位等。一般而言，单纯拔罐引起晕罐者极为罕见，只有在施行针罐法和刺罐法时偶有发生。

3. 异常反应的预防及处理

拔罐前要仔细检查罐子，不符合要求的弃之不用；严格遵守操作规程。

虽然拔罐的刺激不像针刺那样强烈，但毕竟是穴位刺激。由于存在着个体差异，各人对刺激的反应程度强弱不一，故对于饥饿、疲劳、精神紧张、酒后的患者最好不要施术，尤其不要在反应强烈的穴位，如合谷、太冲等穴施术。环境气温不要太低，尽量不让患者有寒冷感出现。

上罐后要多询问患者的感觉，多观察罐内的皮肤变化情况。如果患者诉说吸拔太紧，有疼痛或烧灼感觉（涂药罐、敷药罐出现轻度灼痛感属正常现象），可一只手持罐，另一只手的食或拇指指尖轻轻压一下罐口缘的软组织，使软组织与罐口边缘间形成一个极小的缝隙，若是用气罐者，可稍旋松气栓螺帽，让少许空气进入，以减小罐内负压。如果是施行密排罐者，应检查是否罐距太近，是否需要调整。如果经上述处理后仍有不适，应脱罐检查。若局部皮肤起泡，也应起罐。起罐后，涂以紫药水，并加以包扎，以预防感染。

在施行针罐法时，如针口过于胀痛，或酸胀痛感向他处传感，难以忍受，应起罐调整针的深度或刺向，待反应减轻后再进行拔罐。

在施术过程中，如果出现晕罐现象，切勿惊慌失措，应把患者的衣服纽扣解开，给温开水喝（可加些糖），注意保暖。经上述处理后，仍未能缓解症状时，应立即起罐，让患者去枕平卧。如果反应仍加重者（如昏厥、低血压），应把枕头垫于脚下，成头低脚高位，同时以指甲缘切按患者人中穴或十宣穴，或用指尖揉按合谷、内关、足三里等穴。对出冷汗多或冷汗不止者，可用艾条温灸涌泉穴或百会穴。经上述办法处理后，若昏厥、低血压仍不能纠正者，可考虑应用中枢神经兴奋剂或输液。

六、拔罐

117

（七）适应证及禁忌证

1. 适应证

拔罐疗法对疮疡痈毒的治疗有其独到之处。拔罐形成的负压作用于脓腔，可使脓液充分引流，减少全身中毒性反应，促进创口愈合。避免在治疗深部脓肿和复杂多腔脓肿时大创口引流，减少患者痛苦，缩短引流创口愈合时间。促进脓栓脱落，缩短炎症周期，减少抗生素使用，有利于缩短病程。拔罐的温热效应及持久均匀的负压效应，改善了局部创面的血液循环，促进了复杂创面和经久不愈的慢性溃疡的迅速愈合。

拔罐疗法的应用范围十分广泛，在临床上早已从早期的疮疡治疗发展到用来治疗包括内科、外科、妇科、儿科、皮肤科、五官科的 100 多种疾病。特别是近年来，一些从未用本法治疗过的疾病如白塞综合征、术后腹胀，以及一些疑难杂症如老年性慢性支气管炎、肺水肿，甚至如心脏病、骨折等，使用本法也取得了意想不到的效果。根据临床观察，本法对高血压、心绞痛亦有明显疗效。由于拔罐疗法所具有的独特作用机理，其治疗疼痛性疾病更为见长。

拔罐疗法具有明显的缓解疼痛效果，无论是内科的头痛、腹痛、胆绞痛、风湿痛，还是外科的急性腰扭伤、慢性软组织损伤，用拔罐疗法都可以取得立竿见影的疗效。刺络拔罐的镇痛效果尤为显著。中医认为"通则不痛，痛则不通"，疼痛多因经络阻滞，气血瘀阻。刺络拔罐能有效地祛瘀行血，通经活络，临床常用于治疗各种疼痛。现代医学也认为，刺络拔罐可刺激某一局部的神经，调节相应部位血管和肌肉的功能，反射性解除血管和平滑肌的痉挛，产生了明显的止痛效果。

另外，用本法治疗效果比较理想的病症有：感冒、流行性腮腺炎、哮喘、支气管炎、百日咳、冠心病、心律不齐、中暑、肺水肿、急性胃肠炎、胃痛、小儿消化不良、高血压、中风后遗症、糖尿病、头痛、胁痛、神经痛、肌肉痛、关节痛、腰背痛、痛经、月经不调、乳腺炎、术后肠粘连、荨麻疹、带状疱疹等。

2. 禁忌证

有下列情况之一者，应慎用或禁用拔罐疗法。

1）凝血机制障碍，有自发性出血倾向或损伤后出血不止的患者，不宜使用拔罐疗法，如血友病、紫癜、白血病等。

2）皮肤严重过敏或皮肤患有疥疮等传染性疾病患者，不宜拔罐。

3）恶性皮肤肿瘤患者或局部破损溃烂、外伤骨折、静脉曲张、体表大血管处、皮肤丧失弹性者，局部皮肤不宜拔罐。

4）妊娠期妇女的腹部、腰骶部及乳房部位，不宜拔罐。拔其他部位时，手法也应轻柔。

5）肺结核活动期和妇女经期，不宜拔罐。

6）重度心脏病、心力衰竭、呼吸衰竭及严重水肿者，不宜拔罐。

7）五官部位、前后二阴部位，不宜拔罐。

8）精神病患者、全身抽搐痉挛、狂躁不安、不合作者，不宜拔罐。

9）醉酒、过饥、过饱、过渴、过劳者，慎用拔罐。

七、中药外洗

（一）中药外洗概述

外洗法是中医学的一套独特的、行之有效的治疗方法，是我国古代劳动人民长期与疾病作斗争的结果。广义上讲，一切从体表施治的方法均属外洗法的范畴，如临床上常用的敷、贴、熨、熏、浸、洗、擦、坐、枕等。

长期以来，外洗法在一些疾病的治疗中发挥着重要的作用，具有作用直接、使用安全、廉便效验等特点，非常适于在基层医疗单位推广应用，也越来越受到广大医学工作者的重视和推崇。

（二）中药外洗方

1. 痛风砂

【方药组成】川芎 50g，羌活 24g，防风 24g，当归 180g，白芷 180g，川乌 60g，生姜 240g，细辛 6g，僵蚕 6g，麝香 10g，透骨草（鲜）250g，净铁末 50kg，米醋 2500g。

【制用方法】①搜集碎铁末，过 2 号筛，除去粗粒，用强风吹去细铁末及杂质，余下净铁末。②将川芎等中药全部粉碎，过 60 目筛混匀待用。③煅淬过程，取净铁末 10kg，倒入铁锅内，武火加热，煅到铁末被烧红（拨去表层即可看见）时，淬以（撒倒）米醋50g，即速加盖，待其吸收数分钟后，取出冷却（50kg铁末分5锅煅淬）。冷却后拌入药末，搅拌均匀，包装即可，每包25g。先将粉剂放碗中，用浓米醋2匙（约200mL）拌匀，置手帕上扎成包，放棉被中10~20分钟，药包发出热度时趁热敷患处，如热量大，可垫布隔热或移动，待热力消失取下。每包可连续使用4~5次。伤风感冒、鼻塞声重敷肺俞；腰痛敷肾俞、腰俞；腹痛敷中脘；胃痛敷胃俞；关节炎、腿部风湿、膝软足酸敷阿是穴。

【适应病症】伤风感冒，腰痛，腹痛，胃痛，关节炎，腿痛。

【方解】痛风砂的主要作用在于它的热力，煅后淬醋酸，使铁末的一部分变成氧化铁，用时再和醋酸起作用，能生热。通过散发出来热力使中药发挥药效，舒络通经，达到治病目的。

【疗效】治疗伤风感冒675例，有效率达88%，其中治愈率达78%，好转率10%，无效率12%；治疗手背部疼痛、麻木，甚至失去痛觉多年的患者364例，治愈率达92%，无效率8%。

【典型病例】刘某，男，78岁。自诉上背部疼痛、麻木，失去知觉2年多，不能弯腰转侧，甚为痛苦，遂用上药5包，3日后恢复知觉，连续使用15日诸症消失而告痊愈，至今未见复发。

【来源】卓守廷献方。

2. 芯泥

【方药组成】香椿树芯7个，桃树芯7个，艾芯7个，胡椒7个，供香7节（每节约1寸），葱根3个（根须连白约1寸），姜3片，蜂蜡、人参不拘多少。

【制用方法】上药共捣为泥状，用黄表纸或丝绢包好，留一个小孔，放鼻孔处（男左女右）对着鼻孔熏，汗出即可。

【功效】祛风寒，解表邪，行气解郁，助运化。

【适应病症】气郁复感风寒及一般风寒感冒。

【方解】因感受风寒之邪，故用香椿芯、桃树芯、葱根、生姜疗风寒时气，解表通阳。寒气伤人，必由经络累及脏腑。选用艾芯、胡椒、生姜、蜂蜡温中散寒开胃，蜂蜡又能解郁除烦满；胡椒、生姜、香椿芯芳香行气，气行郁结。邪之所凑，其气必虚，故佐以人参健脾助运化。诸药共奏解表，行气解郁助运化之功。

【临床应用】因情志不畅而抑郁，复感风寒，闭遏阳气。症见发热畏寒，身痛身重，精神萎靡，心中烦闷嘈杂，不思饮食，脉沉迟等。老百姓称为"夹气伤寒"。肺主气，鼻为肺窍。用药泥熏鼻发汗可直达病所，使病邪速解。发汗不可太过，微汗为宜。用上方一般 1 贴可愈，重者可隔一日再用 1 贴。

【来源】王庆林献方。

3. 头痛酒

【方药组成】红矾 1g，红干辣椒 7 个，白酒 500mL。

【制用方法】红矾研细，辣椒碎同放酒内，慢火煎熬 10 分钟左右，白酒变粉红色时，用镊子夹棉花球蘸酒擦患者头顶部和两太阳穴。洗时可令患者头向后仰，用干净纱布把眼睛盖上以免药汁流入眼内。每次洗 7 分钟左右，一般每隔 7~8 分钟洗 1 次，每次洗 2~3 次，可持续 1 小时左右。病重者每隔 5~6 分钟洗 1 次，每日洗 4~5 次，以鼻尖汗出为有效。

【功效】温通经络，解毒止痛。

【适应病症】结核性、化脓性脑膜炎。

【方解】本方所治之病乃因瘟疫热毒之邪侵入脑府，留恋日久，正气受损，真阴消渣，引起虚风内动之候。治疗当以疏通经络，逐毒止痛，因其痛势颇烈，胃不受药，故另觅蹊径，选药外洗。病在脑府，投药途径以头顶、两太阳穴外洗为佳。方选辛酸剧毒之品，借红矾化腐肉、解热毒之力，渗入脑府逐毒排秽，劫痰热；佐以辣椒辛热之物，取其温中散寒、祛风发汗之功，使其邪从皮腠而散，不致邪侵脑府危害无穷；更使以甘辛白酒之剽悍之性以助药力，通血脉，达腠理，既迅速助药势达病所，又能聚药力共获逐邪之功。

【临床应用】本方所治头疼多因热疾病毒或情志怫郁，郁而化火，或脾胃受损，肝木乘土，虚风内起，上冲于脑所致。症见头痛如裂或闷痛、刺痛或胀痛、呕吐频繁、颈项强直、四肢抽搐、常伴有身热神昏、心烦闷躁，甚则瞳仁散大、苔黄腻、脉弦数。若不及时抢救，常致"阳盛阴涸"，虚脱而逝。急用"头痛酒"外洗。若2小时后头痛缓解，吐、热暂平，烦躁得缓，鼻尖微似汗，则为生机已得，转危为安。

【注意事项】使用该方2次后效果不彰，急采取其他相应治疗措施。若纯属阴伤已极、久病太虚之体质，舌质红绛或无苔，脉细数者不宜用本方。在使用本方期间忌用小米饭5日，并严防药液沾唇入口。

【来源】宋绪军献方。

4. 气管炎膏

【方药组成】白胡椒5g，生姜5g，冬虫夏草3g，蛤蚧3g，蜂蜜30g，核桃仁10g，麻油20g。

【制用方法】将白胡椒、川椒、生姜、冬虫夏草、蛤蚧研细，过120目筛备用。核桃仁研细末，麻油倒入铁锅内加热，再倒入蜂蜜加热，随后加入备好的其他药粉，搅均匀出锅，盛在容器中。用时涂在胶布上，贴两侧肺俞、两侧涌泉及天突、廉泉、定喘等穴。每24小时换药1次，7次为1个疗程。

【功效】宣肺平喘，止咳祛痰，润肺补肾。

【适应病症】主治支气管炎，支气管哮喘，新旧咳嗽及呼吸困难。

【方解】全方功效为温中祛寒，以消除痰涎，止咳、定喘。

【注意事项】本方无毒副作用。个别对胶布过敏者，在局部涂抹醋酸氟轻松软膏，继续贴用。

【疗效】经 20 余年的临床使用，总有效率为 97.2%，治愈率为 64.3%。

【来源】王忠杰献方。

5. 清肺定喘散

【方药组成】白芥子 2g，元胡 20g，麻黄 2g，半夏 20g，莱菔子 1g，甘遂 10g，细辛 1g，五味子 1g。

124

【制用方法】将上药共研极细粉，装瓶备用，上药为 1 人 3 次用药量，利用夏季三伏天即头伏、二伏、三伏的第一日，用鲜姜汁调为糊状，摊在 6cm×6cm 橡胶布上行穴位贴敷。其贴敷穴位是：天突、膻中、肺俞、膈俞、大椎、定喘穴。每次贴 6~10 小时。若烧灼疼痛严重可提前取下，连贴 3 年。

【功效】益气养肺，驱寒温阳，涤痰逐饮，降气化痰。

【适应病症】慢性支气管炎，哮喘，肺气肿。

【方解】"冬病夏治""内病外治"是中医药学一大特色，也是"不治已病，治未病"的理论与实践相结合的结晶。通过用中药行穴位贴敷，刺激相应穴位，益气养肺，驱寒温阳，涤痰逐饮，降气化痰，疏通经络，协调脏腑功能来调整阴阳之平衡，以改善和增强机体的抗病和免疫能力，从而达到降低冬季发病率和缓解临床症状的目的。

【临床应用】通过 2 年对 60 例患者的跟踪观察，临床症状明显缓解，有效率达 90% 以上，该治疗方法是治疗慢性支气管炎的一种理想治疗方法。

【注意事项】用药期间，禁忌辛辣食物，外用药严禁内服。

【来源】杨福荣献方。

6. 肺内感染贴敷法

【方药组成】栀子、紫苏子、杏仁等量，冰片 2~5g。

【制用方法】将栀子、紫苏子、杏仁一起捣碎，加入研成粉的冰片混合后再加入红皮鸡蛋（去蛋黄）3~5个，外敷于听诊体征明显有湿啰音或X线检查显示病变部位的相应表面的前后部位，敷至药液干燥为止，每日2次，直至痊愈。

【功效】降气消痰，化痈祛疡。

【适应病症】支气管肺炎，大叶性肺炎，支气管扩张合并感染，肺脓肿，脓胸。

【方解】栀子清热解郁，治热毒痈肿；紫苏子止咳平喘，降气消痰，治气壅痰滞，使肺气通顺；杏仁止咳平喘，诸药皆入肺经，借冰片渗透之力，深入肺，旋运气机，润肺宣气，止咳平喘，降气消痰，清解毒热。

【临床应用】肺内感染各病，多因肺失肃降而肺气不宣，脾运失调，水湿内停，肾虚不能纳气，血脉瘀阻。症见咳嗽，痰多，气喘发热，肺实变，肺湿啰音长时间存留，X线检查炎症征象。贴敷3次大部分可见明显效果，否则需临床仔细检查和鉴别诊断是否诊断有误。

【注意事项】治疗同时宜采取其他相应治疗措施，缩短疗程，取得满意效果。

【疗效】支气管肺炎10例，肺内湿啰音较长时间不消失的儿童患者，经3~10次治疗全部治愈。支气管扩张合并感染2例，经贴敷全部治愈。肺脓肿1例治愈，脓胸1例治愈。

【典型病例】聂某，女，55岁，咳喘，咳黄色脓痰，痰量多，发热已半月。查体：体温38.5℃，脉搏110次/分，呼吸30次/分。神清，端坐呼吸，右肺底明显湿啰音。实验室检查：血常规，红细胞$4.13×10^{12}$/L，白细胞$12.5×10^9$/L，入院X线诊断右下肺支气管扩张合并感染，入院12日未愈，采用贴敷法2日后病情明显好转，1周后咳嗽、咳痰、气喘及肺湿啰音、发热各症均消失而出院。

【来源】戴景春献方。

7. 风寒喘敷膏

【方药组成】方①：生大黄 2g，苍术 1.5g，芥末面 2g，桃仁、杏仁各 2g，藏红花 3g。方②：白胡椒面 3g。

【制用方法】将方①上药共研细末（100 目筛为佳）。黄米粉（或秫米及糜子）30g，小火煨黏后，将药末倒入，调成糊状，以不流动为度，制成一分硬币厚、直径为 5~6cm 大的药饼，贴敷脐部（敷药前需先将脐部皮肤皱襞处垢物洗净），遂用绷带缠上；同时，将方②加酒调成糊状，制成五分硬币的厚度及大小，敷于脚心处（需先用热水烫足，搓去角化上皮，男取左侧脚心，女取右侧脚心）。上述 2 方各贴敷 6 小时，一般为睡前敷药，次日晨起取下。如局部反应强烈，亦可敷 1~2 小时取下，1~2 日进行 1 次，7 次为 1 个疗程。

【功效】温肺化痰定喘。

【适应病症】咳嗽气促，喉间有哮鸣声，咳痰清稀薄白，呈粉末状，形寒无汗，面色晦滞带青，四肢不温，口中不渴，或渴喜热饮，舌苔薄白或白腻，脉象浮滑或浮紧。

【方解】本方所治风寒哮喘之病儿，素体肺脾肾之气不足，且脾气虚弱，运化失司，易积湿蒸痰，上储于肺，加之脾虚食滞，寒温失调，小儿又以感冒受寒为最多，寒痰阻隔，日久食积乳滞，挟痰伏于肠中。方中桃仁攻破血结，大量活血化瘀；苍术燥湿健脾；白芥子豁痰利气；藏红花活血化瘀；杏仁化痰平喘，诸药研末，炼膏。取神阙穴，与腹部冲任二脉相连，任脉总督一身之阴，与肺脾肾三阴相关。肺主气，司呼吸；脾主运化痰湿，肾主纳气。方②白胡椒，辛温散寒，病久三阴经阴寒内盛，足心乃脾肝肾三阴之居。

【临床应用】用药后，肠鸣音活跃，轻度腹泻，6 小时后始见腹部、足部皮肤发青，此为正常反应，发热者可退热。

【注意事项】敷贴药物的部位（脐、足心），应注意保暖。如急用，可以蛋清调药。

【来源】郝进东献方。

8. 定喘膏

【方药组成】桂皮、细辛、紫苏子各10g。白芥子15g，磨香2g。

【制用方法】上药共研为细末，用生姜汁调匀成糊状，分置于7块约6cm×40cm的伤湿止痛膏中央，贴于肺俞（双）、心俞（双）、膈俞（双）及膻中穴，敷药前先用艾火灸上述穴位至皮肤微红。每年夏季的三伏天各贴1次，每次3~5小时，最好连续贴3年。

【功效】温阳散寒，化痰定喘。

【适应病症】虚寒性咳喘。

【方解】本方所治之证乃由肺肾虚寒，气机升降失常，搏触内伏之痰，痰气交阻而发病。方选诸药均为辛温散寒之品，紫苏子、细辛、白芥子、生姜汁温肺化痰，桂皮温中补阳，磨香走窜内透。诸药敷贴于属足太阳经而近肺脏的肺俞、心俞、膈俞以及气之会穴膻中，可起到温阳散寒、顺调气机、化痰平喘的作用。

【临床应用】本方适用于虚寒咳喘，日久不愈，症见咳喘、气促、痰多色白、形寒肢冷、动则喘甚、气怯声低、舌淡苔白滑、脉细等。本方用伤湿止痛膏敷贴，可增强散寒祛风之力，且有使用方便、黏着力强等优点。敷药前先用艾火灸穴位，可疏通经络，使药力直达病所。

【注意事项】本方孕妇忌用，实热咳喘不宜。第一次敷贴后可见皮肤灼痛、起水泡等，轻者无须处理，较重者可用消炎软膏涂敷。第二次以后皮肤反应较轻，可适当延长敷贴时间。另外，急性发作期用此法不一定即刻能止喘，需配合其他疗法处理。

【疗效】治疗23例虚寒咳喘患者，病程均在5年以上，全部有效。

连续敷贴 3 年者 12 例，显效（一年以上无复发或基本缓解）10 例；连续敷贴 2 年者 7 例，显效 4 例；敷贴 1 年者 4 例，显效 1 例。

【典型病例】李某，男，25 岁。患支气管哮喘 18 年，多于受寒而发病。症见咳喘气急，痰多色白，不能平卧，动则喘甚，唇紫，舌淡苔白滑，证属虚寒哮喘，每年发病 10 余次，每次需静脉注射氨茶碱、地塞米松等才能缓解。用上法敷贴 2 年，至今 3 年未再发病。

【来源】许海献方。

128

9. 咳喘痰消膏

【方药组成】白芥子 2g，炙麻黄 15g，细辛 15g，甘遂、生半夏各 15g，天南星 15g，生元胡 15g，罂粟壳 15g，冰片少许。

【制用方法】上药共为细末，用时加鲜姜汁调成糊状，将药膏 5g 左右放在医用胶布上固定在穴位处，24~48 小时后取下，每隔 5~10 日贴 1 次，共 5 次左右即可。

【功效】止咳，祛痰，平喘。

【适应病症】慢性支气管炎，肺气肿，慢性肺源性心脏病，支气管扩张，支气管哮喘。

【方解】肺居胸中，司呼吸，主一身之气，外合皮毛。无论外感还是内伤均可引起肺失宣发与肃降，或咳或喘或痰液储留。本方选用的药物具有渗透力强、吸收快等特点，通过局部药物渗透而发挥止咳祛痰平喘的作用。用穴选手太阴肺经中府，能宣通肺气；天突、定喘穴为降气平喘之效穴，属近部取穴法；肺俞为肺之背俞穴，气会膻中故取之；大椎、督俞而近肺脏，有宣肺祛痰之效。通过上述俞募穴位的配伍，可调节肺、脾、肾的功能，有近期和远期疗效。

【注意事项】①孕妇禁用。②敷药后如有发痒、发疱者应停用。

【来源】唐启盛献方。

10. 止咳平喘散

【方药组成】江米 7 粒，白胡椒 7 粒，栀子、桃仁、杏仁各 0.7g。

【制用方法】上药在砂锅片上焙干，捣碎，用鸡蛋清搅拌后敷脚心涌泉穴，男左、女右，外用纱布包扎。一次敷药 2 日，连敷 3 次。

【功效】止咳平喘。

【适应病症】慢性支气管炎咳嗽、喘息。

【方解】咳嗽、喘息皆为气机升降失常所致，一般可分为虚实两类，实证多由外感风寒，痰浊内盛所引起。慢性气管炎，久病多虚，其本在于肺肾，为肺不降气，肾不纳气，精气内虚而形成，治以补肾纳气、止咳平喘。涌泉穴为足少阴肾经井穴，敷以温中散寒的胡椒；佐以泻火除烦，凉血解毒归属肺、胃、三焦经的苦寒栀子；加之活血化瘀、止咳平喘的桃仁、杏仁，相辅相成，共奏止咳平喘之功效也。

【临床应用】本方主要应用于中老年气管炎，胸闷、咳嗽、气喘之虚症，症见咳吐白色黏痰，遇寒病情加重。咳吐痰色变黄也可酌加一些抗生素。若外感风寒引起的咳嗽、气喘另当别论。

【注意事项】本方外用药性平和，无副作用，亦可作为慢性支气管炎内外兼治的辅助疗法。

【典型病例】肖某，男，64 岁。患支气管炎，咳嗽、气喘，吐白色黏痰 10 余年，害怕见凉气，每遇秋冬季加重。胸部 X 摄片示慢性支气管炎，轻度肺气肿。常服氨茶碱、喘息定、抗生素，疗效不佳，经用上方外敷 6 次，诸症痊愈，至今随访 2 年病未复发。

【来源】李善举献方。

11. 偏正头痛宁

【方药组成】蓖麻子 2g，乳香 2g，麝香 0.2g。

【制用方法】将 3 味药捣成饼，贴太阳穴。

【功效】祛风通络，活血止痛。

【适应病症】偏正头痛。

【方解】本方用于内伤久病之气血瘀滞的头痛。由于久痛入络，如锥如刺，经久不愈。太阳穴乃治头痛的主穴之一，加以麝香渗透之力直达病所，起到活血祛瘀止痛的效果。

【临床应用】此方不仅用于偏正头痛，而且对于风寒湿引起的关节疼痛同样有效。单味蓖麻子捣烂（右斜贴左、左斜贴右）贴敷，可用于口眼歪斜（面神经麻痹）。另外单用蓖麻子捣烂成膏贴百会穴，可用于胃下垂及子宫下垂。

【注意事项】外感头痛不宜使用本方。无论新久头痛都不可内服，否则会由于其中的蓖麻碱与蓖麻毒蛋白造成血压下降、休克甚至呼吸停止而死亡。

【来源】张应兴献方。

12. 头风膏

【方药组成】白芷 1g，蜈蚣头 20 个，薄荷、冰片、樟脑、生草乌、生川乌、生马钱子、丁香、肉桂各 1g，乳香、没药各 0.5g，荆芥、防风、老鹳草、积雪草、骨碎补各 2g，山奈、干姜各 3g，猪脂 60g。

【制用方法】先将白芷、蜈蚣头、薄荷、冰片、樟脑、乳香、没药共研细末备用。将猪脂放入铁锅内加热后下入余药，炸枯捞出，停火，油温降至 80℃时放入药粉，搅拌均匀，冷凝后备用。用时将患侧太阳、风池等穴处用温水清洗，擦干后将药膏涂于穴位。每日 2 次，连用 2 周。

【功效】活血，祛风，止痛。

【适应病症】偏头风（血管神经性头痛）。

【方解】本方由伤湿止痛膏加减而得。入蜈蚣头引经祛风，加白芷散寒祛风止头痛，功专偏头风。

【临床应用】偏头风痛甚，易复发。本药多在 1 周内止痛，用药 2 周旨在减少复发。

【注意事项】孕妇慎用。

【疗效】治疗137例，1周内痛止118例，占86%。1年后随访8例复发，且症状较前减轻，用药仍有效。

【典型病例】王某，女，32岁，工人。阵发性左侧头部剧痛9年，每年发作10余次，每因劳累或受凉而诱发。3日前因劳累再次发作，每日发作4~8次，头左侧刀割样剧痛，伴头晕眼花，恶心呕吐，每次持续5~10分钟。舌质暗，苔薄白，脉弦。经用本方1日后痛轻，4日后痛止，共用药15日。1年后随访未见复发。

【来源】赵韶光献方。

13. 头痛外敷方

【方药组成】白附子4g，川芎7g，葱白5g。

【制用方法】将上3味药共捣烂如泥，贴两太阳穴，隔日1次，一般3次即可。

【适应病症】血管神经性头痛。

【方解】所谓"伤于风者，上先受之"，高巅之上，唯风可到，所以头痛以风邪为多见。白附子祛风止痛，川芎活血行气，葱白散寒行气，祛风止痛。鼻腔黏膜充血是头痛的病因之一，消除了血管性头痛和鼻炎头痛的鼻腔黏膜充血症状，可使头痛缓解并治愈。

【疗效】治疗113例血管神经性头痛患者，痊愈84例，好转18例，无效11例，总有效102例，占90.3%。此外，我们还用此法治疗鼻炎引起的头痛9例、梅尼埃病7例和三叉神经痛6例，亦获满意疗效。

【来源】王长武献方。

14. 冰麝散

【方药组成】冰片、麝香各0.5g。

【制用方法】上药共为细末装入瓶内备用。患者晚上休息时将此药粉放入棉花球上，棉球如小手指大小，塞入耳内即可，早起去掉，一般 3~7 次痊愈。

【功效】清热泻火，芳香开窍。

【适应病症】精神病幻听。

【方解】本方所治精神病幻听是热邪上扰诸窍，暴怒伤肝，肝胆上逆，上壅于耳，清窍失灵，故耳鸣、耳聋、耳闻有声，甚则闭而失聪。用冰片、麝香入内开窍，清热泻火。火泻则头脑耳清，耳鸣、幻听、耳聋症状自愈。

【临床应用】适用各类精神病患者，特别是精神分裂症，出现幻觉、失眠，无论患者性别还是时间长短，都有一定疗效。该方 7 日为 1 个疗程，一般 1 个疗程痊愈。

【来源】李学广献方。

15. 芎辛止痛散

【方药组成】川芎 10g，川羌 1g，细辛 6g，白芷、元胡、薄荷各 3g，面粉 20g，茶叶水少许。

【制用方法】上药共研成细末，用茶调成糊状，外敷颞部、前额部，不时用清茶润之。2 小时后头痛即减轻，敷 3 剂则头痛消失。

【功效】活血通络，祛风止痛。

【适应病症】偏头痛，神经衰弱性头痛，神经血管性头痛。

【方解】本方所治乃属外风侵袭，入客少阳经脉，或阳明胃实，挟肝胆之火，上冲头目。治疗当以活血通络，祛风止痛，方中川芎、元胡活血化瘀，行经通络；细辛、白芷、川羌祛风湿；借薄荷芳香渗透之力，深入经脉内，活血祛风湿，筋脉得通，病邪外出则痛止。

【临床应用】偏头痛、神经衰弱性头痛、神经血管性头痛病因未完全明晰，可能与调节血管运动有关的中枢神经部分功能失调有关，临床很难治愈。可用上药研成细末，茶调外敷头部，若肝胃火盛，可加大黄 10g、天竺黄 10g，去细辛、川羌。药末越细其效越佳。

【注意事项】使用该方 3 次后，若效果不显，宜采用其他方法。如用药后局部疼痛，有皮疹、水泡等，不宜再用本方。

【疗效】共治疗偏头痛 46 例，痊愈 42 例，痊愈率 91.3%；好转 4 例，好转率 8.7%。神经衰弱性头痛 48 例，痊愈 32 例，痊愈率 66.67%；好转 11 例，好转率 22.92%；无效 5 例。神经血管性头痛 16 例，痊愈 4 例，痊愈率 25%；好转 8 例，好转率 50%；无效 4 例。

【典型病例】王某，女，24 岁。自述 10 余年来，有周期性发作性偏头痛，发作期间需卧床休息 2~3 日。此次发作头痛如裂，两侧偏头跳痛，伴有恶心呕吐，较历次为重。经当地医院治疗无效乃转入我院。查体：急性痛苦病容，精神不振，情绪忧郁，面色无华，闭目恶闻其声，体温 36.5℃，血压 110/70mmHg，心肺未见异常，肝脾未触及，舌紫红，苔薄白，脉浮数兼弦，二便如常。患者素患头痛，复受外邪，属风气客于诸阳，随经而上，侵袭头部经脉，留而不去，与正气相搏，气滞血瘀，致头跳痛如裂，给予祖传芎辛止痛散外敷双侧太阳穴，2 小时后头痛减轻，继用 3 剂外敷，头痛已愈。2 年后随访，未复发。

【来源】李华献方。

16. 纠嗝膏

【方药组成】全蝎、马钱子、皂荚各等份。

【制用方法】上药共研细末，用鲜姜汁调成膏药备用。每次用药前再加氢溴酸加兰他敏 1 支兑膏药内，用关节止痛膏或胶布将膏药贴敷于患侧面部穴位上。贴敷穴位：阳白、太阳、下关、颧髎、地仓、颊车，每次取 2~3 穴。睡前贴药，次日晨起取下，每日 1 次，治愈为止。

【功效】祛风通络。

【适应病症】面神经麻痹，口眼歪斜。

【方解】全蝎祛风通络，马钱子通痹散结止痛，皂荚祛风开窍。全方共奏祛风通络之效。氢溴酸加兰他敏为拟胆碱药，用于神经系统疾病所致的感觉运动障碍。

【临床应用】用关节止痛膏或胶布贴敷时，周围要贴紧，不要漏气，如用热水袋热敷效果更好。久治不愈者，可在原方中加等量黄芪。

【注意事项】贴眼部穴位时，注意药膏不要流入眼内。

【疗效】一般贴 7~15 日均可治愈。

【典型病例】张某，男，42 岁。患者于 2~3 日前先觉左耳疼痛不适，继后觉进食不便，食物填腔，左眼闭合不利，流泪，口角流涎。经用维生素、醋酸泼尼松等治疗 5 日疗效不显而来诊。查体：左侧额纹消失，左眼不能闭合，左侧鼻唇沟变浅，鼓腮漏气。诊断为面神经麻痹，经用上述方法治疗 6 日痊愈。

【来源】马纯礼献方。

17. 红星木方

【方药组成】生南星 1g，番木鳖 1g，血竭 0.5g。

【制用方法】按重量比例临症配制。先将生南星和番木鳖用沸水浸泡，使番木鳖内外浸透，软硬适中。血竭研成极细粉末，将泡好的番木鳖用大刀片切成两片，切面蘸已研好的血竭粉，敷于预先选好的穴位上，用医用胶布严密固定，以不显露出番木鳖为宜，隔 12 小时更换药片 1 次。

【功效】温经活络，祛风通痹。

【适应病症】各种中风致口眼歪斜和中耳乳突炎致面神经麻痹。

【方解】本方所治之病为汗出当风，腠理开合失调，贼风邪气乘虚而入。病在面部，当行治面。中耳乳突炎长期溃脓不愈，腐骨烂肌，血络受侵，经络失养。局部外敷，温经活络，散邪通痹，又加医用胶布严密封闭，药气不得外越，药到病所，径入于里。

【临床应用】各种贼风邪气乘虚而入，导致血脉不畅，经络失去濡养而致口眼歪斜。现代医学认为本病为特发性面神经麻痹（贝尔麻痹），笔者多次手术证实并非面神经断裂，仅为周围炎症刺激（肉芽肿、骨疡坏死型），实属局部血脉瘀阻，经络失去濡养，故局部用药显得神奇妙方。

【注意事项】炮制严格，浸润适中，血竭研为极细粉末。定时更换药片，否则有药力过时之弊。

【疗效】治疗各类口眼歪斜症 42 例，疗效肯定，无毒副作用，尤其对中耳乳突炎面神经麻痹手术后（肉芽肿、骨疡型、骨神经已腐烂者除外）更适宜。

【典型病例】任某，女，19 岁。从 4 岁时，双耳流脓奇臭，家贫不得医。左侧面瘫，以头痛眩晕而就医。在胸部 X 线检查、实验室检查和心电图检查正常下，先行左中耳乳突根治术，术中证实面神经膝部骨质已腐烂，神经裸露，术后隔日换碘仿纱条加红星木方穴位贴敷，半月后，口眼歪斜治愈。后又行右侧中耳乳突根治术。

【来源】闫斌献方。

八、扣痧

（一）扣痧疗法概述

扣痧疗法，是用手的不同部位，如手掌、手指、小鱼际、掌根、拳面、拳背、指尖等按照不同的手形和动作或者运用各种器具，在人体的某些部位有规律地击打，如穴位、经络、病变部位等，从而产生预防疾病和调理疾病的一种方法。扣痧疗法是从推拿疗法当中产生的一种独特的调理方法。它具有简便易行、安全可靠、调理范围广泛、效果显著等特点，是一项深受人民群众欢迎、值得推广和运用的自然疗法。

（二）扣痧疗法的起源和发展

扣痧疗法最早起源于何时，如今已无法考证。和推拿疗法的起源一样，扣痧疗法是人们在早期的生活实践中逐渐摸索出的一套方法，可能比药物的产生更早。远古时期，人们的劳动艰苦而原始，不可避免会产生伤痛，人们发现抚摸或敲打疼痛部位能减轻疼痛。随着时间的推移，人们不断总结经验，就形成了一系列叩打的方法。《素问·异法方宜论》说："东方之域……其病皆为痈疡，其治宜砭石。"其中的"砭石"就是指用经过磨制的锥形或楔形的小石器，叩击皮肤的特定部位，浅刺出血。早在春秋战国时期，群雄竞起，百家争鸣。我们在先贤们的著作中发现，他们都有一个共同的特点——喜好养生。养生之法中，主要是导引、按摩和自我扣痧，这为按摩及扣痧疗法的发展打下了理论基础。到了秦汉时期，诞生了我国现存最早的医学专著《黄帝内经》。书中有很多关于按摩和扣痧疗法的记载，这也确立了按摩和扣痧疗法在中医学体系中的地位。秦汉时期，还出现了我国第一部按摩专著《黄帝岐伯按摩经》（已佚）。由此可见，在秦汉以前，推拿及扣痧疗法已被普遍应用。

隋唐时期，由于按摩疗法被特别重视，扣痧疗法也有了快速发展。这一时期，不仅在太医院设有按摩专科，唐代还把按摩医生分成按摩博士、按摩师和按摩工的等级。按摩博士在按摩师和按摩工的辅助下，教按摩生"导引之法以除疾，损伤折跌者正之"，开始了有组织的按摩教学工作。隋代的《诸病源候论》每卷之末都附有导引按摩之法。隋唐时期，在人体体表施行手法时，涂上中药，一种既可防止患者表皮破损，又可使药物和手法作用相得益彰的按摩方法有了发展。这为扣痧疗法时借助药物作为递质和药棒扣痧疗法的形成奠定了基础。同时随着对外文化交流，也将按摩扣痧疗法传播至国外。

宋金元时期，按摩及扣痧疗法的运用范围更加广泛，涉及男女老幼，运用到内科、外科、妇科。这个时期更重视按摩及扣痧疗法的临床应用，以及按摩调理原理等理论方面的研究。《圣济总录》就是这一时期具有代表性的著作，如其中记载："可按可摩，时兼而用，通谓按摩；按之弗摩，摩之弗按，按之以手，摩之兼以药，曰按曰摩，适所用也……"

明代，扣痧疗法有了质的飞跃，它在按摩手法的基础上，以中医理论为基础，以穴位、经络理论为依据，结合武术、气功的拍打、点穴等方式，发展形成一种独特的自然疗法体系。

明代医学家张凤逵的《伤暑全书》中，对于暑症一病的病因、病机、症状都有具体的描述。他认为，毒邪由皮毛而入，阻塞人体的脉络，阻塞气血，使气血流通不畅；毒邪由口鼻吸入，阻塞络脉，使络脉的气血不通。这些毒邪越深、郁积得越严重就越剧烈，症状急如燎原之势，对于这种情况，必须采取急救的措施，也就是必须用扣痧的办法来疗愈。将表皮经络穴位上的瘀阻排出来，直到扣出皮下出现米粒样的红点为止，痧毒（也就是邪毒）随即排出体外，从而达到自我疗愈康复的目的。明代郭志邃著有《痧胀玉衡》一书，完整地记录了各类痧证百余种。近代著名中医外治家吴尚先对扣痧给予充分肯定，他认为："阳痧腹痛，莫妙以扣痧其背，盖五脏之系，咸在于背，扣之则邪气随降，病自松解。"

早期扣痧用具有槌式、杵式、石带式、竹片、钢丝式等，现为经络扣痧拍取代，供大众自疗各种酸痛病症使用。

1. 古代医学对扣痧的认识

所谓"痧"即是"血滞"，是人体血管中瘀血或血块集结形成不流通物，阻塞血液养分输送，造成循环不良，导致人体发生疾病，如全身酸痛、酸麻、疼痛和各种血管病变等。

古人认为，痧证主要是由风、湿、火之气相搏而为病。天有八风之邪，地有湿热之气，人有饥饱劳逸。夏秋之际，风、湿、热三气盛，人若劳逸失度，则外邪侵袭肌肤，阳气不得宣通透泄，而常发痧证。一年四季都有发生痧证的可能，但以夏秋季为多见。

痧证的主要特征有二：一是痧点，二是酸、胀、痛、麻感。痧不是一种病，而是一种警讯，当身体不适时会以痧证的方式表现出来，在提醒你要开始调理了，就像人感冒了会先流鼻涕、咳嗽、打喷嚏一样，所以要有"预防胜于治疗"的观念。

痧产生的原因：①风寒暑湿类外邪之毒。②各种疾病之毒。③长期服药及各种合成加工食品在体内形成的药毒。④七情六欲负面心态与情感产生的毒素，此毒更大，远胜外邪和药物，是致病的主因。

2. 扣痧作用的机理

在身体特定的部位或穴位，用扣痧拍进行轻或重力的拍打。可通过此物理刺激，充分发挥营卫之气的作用，使经络穴位处充血，改善局部微循环，起到祛除邪气、疏通经络、舒筋理气、祛风散寒、清热除湿、活血化瘀、消肿止痛的功效，以增强机体自身潜在的抗病能力和免疫机能，从而达到扶正祛邪、防病治病的作用。

3. 扣痧疗法的发展

扣痧疗法发展到今天已经成为一种适应病种非常广泛的自然疗法，是中医外治疗法的重要组成部分。通过经络扣痧，普通人也可达到自我调理的效果。

（三）扣痧的要领

使用经络扣痧拍要注意以下几点。

1）全身放松，尤其是被拍打的部位要完全放松，肌肉不要紧绷，不然力量渗透不进去。

2）专注，完全地专注于拍打，心如止水，最好进入忘我的境界，专心拍打。

3）手腕发力，胳膊不动，力度垂直均匀拍打到皮肤上，然后借助皮肤本身的反弹力，快速离开皮肤，再拍下去。力度是垂直打下去，同频共振，出痧快，调理疾病效果也好。

4）拍打的过程力度适中，先轻后重，匀速拍打，疼痛感低，出痧快，效率高，容易忍受。

5）痧不是被"打"出来的，而是被"调""吸"出来的。拍打得当，离开皮肤的瞬间，皮肤与手掌或者拍子之间存在强大的吸力，把痧快速"调"出来了。

6）拍打要克服惰性，有耐心、恒心，这样才能够坚持下去，收获健康和快乐。

八、扣痧

（四）扣痧禁忌证

1）严重出血倾向的疾病，如血小板减少、白血病、过敏性紫癜等禁用此法。

2）妊娠期腹部禁用此法。

3）严重糖尿病、皮肤外伤或皮肤有明显炎症、红肿、渗液溃烂者禁用此法。

4）新发生的骨折处、新扭伤局部禁用此法。

5）乳头、肚脐、原因不明的肿块及恶性肿瘤部位禁用此法。

6）妇女月经期禁用此法。

7）太饱、太饥、过劳者，大动脉、生殖器、五官等处禁用此法。

（五）扣痧注意事项

1）对疼痛过敏者，不宜拍打。

2）昏迷、急性创伤、严重感染部位，不宜拍打。

3）女性经期、妊娠期，不宜拍打。

4）拍打后，积滞严重者，可选用热敷或药酒轻揉，不宜用冷水。

5）同一部位如果痧未退，不要带痧拍打，待瘀滞之状消失后再进行拍打。

6）拍打时应避风，不可用电扇或空调直吹，以免风寒之邪通过开泄的汗孔进入体内，引起新的不适。

7）遇心慌、心悸、发烧、出血、疮疖等病时，可暂停拍打。

8）拍打前后可饮热水，补充水分，防止头晕疲劳，又可促进新陈代谢，加快代谢物排出。

9）拍打后，3小时后再洗浴，需用热水，不可用凉水。

（六）经络扣痧方法应用

扣痧疗法离不开经络与穴位，可以说经络和穴位是扣痧疗法施术的主要部位。十四经脉是经络中最主要的部分，也是扣痧疗法在临床上应用的主体。穴位是脏腑经络之气输注交会通达体表之处，穴位有十四经穴、经外奇穴和阿是穴。

扣痧手太阴肺经，可调理咳嗽、哮喘、胸闷、胸痛、肩背痛、手臂痛、头痛、眩晕、咽喉痛等疾病。

扣痧手阳明大肠经，可调理头痛、牙痛、发热、咽喉痛、手臂痛、面瘫、耳鸣、腹痛、高血压、水肿、偏瘫等疾病。

扣痧足阳明胃经，可调理面瘫、目赤肿痛、流涎、牙痛、头痛、咽喉肿痛、气喘、腹泻、便秘、腹痛、月经不调、腰腿痛、下肢麻木痿软、下肢瘫痪等疾病。

扣痧足太阴脾经，可调理胃脘痛、腹胀、腹痛、肠鸣、腹泻、便秘、痔瘘、呕吐、痢疾、失眠、遗尿、癃闭、月经不调、膝关节痛等疾病。

扣痧手少阴心经，可调理胸痛、胸闷、肘冷麻痛、心悸怔忡、头晕、咽喉痛、舌强不语、真心痛、失眠健忘等疾病。

扣痧手太阳小肠经，可调理发热、头痛、咽喉肿痛、中风昏迷、乳少、颈项强痛、耳聋、目翳、牙痛、肩臂肘腕指痛、黄疸、上肢瘫痪等疾病。

扣痧足太阳膀胱经，可调理头痛、失眠、鼻塞、肩背痛、腰腿痛、发热、咳嗽、伤风、胸闷心悸、呕吐、盗汗、黄疸、消化不良、遗精、月经不调、癃闭、半身不遂等疾病。

扣痧足少阴肾经，可调理头痛、腰腿痛、高血压、腰膝酸软、遗精、阳痿、月经不调、足跟痛、痛经、癃闭、泻泄、便秘、睾丸肿痛、癫狂等疾病。

扣痧手厥阴心包经，可调理心痛、心悸、呕吐、胃脘痛、癫狂、胸胁痛等疾病。

扣痧手少阳三焦经，可调理头痛、肘背痛、疟疾、消渴、耳聋等疾病。

扣痧足少阳胆经，可治疗偏头痛、感冒、失眠、项强、肩背腰腿痛、肩关节炎、眼胀痛、乳胀等疾病。

扣痧足厥阴肝经，可调理头痛、眩晕、高血压、癃闭、月经不调、腹痛、泻泄、疝气、胸胁痛等疾病。

扣痧任脉，可调理胸腹痛、咳痰、癫痫、心痛、胁肋痛、痛经、泻泄、遗尿、胃脘痛、腹胀、遗精、阳痿等疾病。

扣痧督脉，可调理感冒、发热、颈项强痛、落枕、高血压、昏厥、脱肛、便秘、牙痛、脑瘫、惊风等疾病。

九、日常调理小妙招

（一）小儿调理妙招

1. 小儿贫血家长愁，汤粥药膳来解忧

【偏方一】红枣花生粥。

【食材】红枣、花生仁各 50g，大米 150g。

【做法】将红枣稍微拍开，与去衣后的花生仁、大米一同放入锅中，加入适量清水，煲煮 1 个小时后，加入适量红糖，即可食用。

【偏方二】黑芝麻糊。

【食材】黑芝麻 30g，大米 60g。

【做法】将黑芝麻和大米分别用水泡 1.5 小时，等芝麻和大米变得松软后，一同放入石磨中，将黑芝麻和大米磨烂。在锅中放入适量清水，将磨烂的黑芝麻和大米倒进锅中，煮沸、煮熟，加入适量冰糖，待温度降低后即可食用。

【问诊记】

陈太太带着女儿婷婷来找医生问诊，医生一看婷婷面黄肌瘦，便细心地检查婷婷眼白，给她把脉，查看究竟。

143

陈太太说，婷婷偏食，不吃肥腻的肉类，蔬菜瓜果也不爱吃，只喜欢吃点饼干、甜点等零食；不喜欢吃正餐，也不觉得饿，整个人日渐消瘦，脸色发黄。于是，陈太太带婷婷来找医生看诊。

医生诊脉后判断婷婷患了小儿贫血，导致面黄肌瘦。

贫血是孩子经常会出现的一种综合病症。小朋友身体内部器官的功能相对成年人而言是比较低下的、不完整的，因此小儿一旦偏食或者家长在饮食方面搭配不合理，都会造成小儿营养不良或者摄取不均衡，久而久之就会造成小儿贫血。

针对婷婷偏食、好甜食的特点，医生给陈太太介绍了红枣花生粥，叮嘱陈太太近期每天给婷婷多煮红枣花生粥和黑芝麻糊。后期即使婷婷贫血状态有所改善，也可以持续让婷婷食用。

陈太太按照医生的方法，轮流煮黑芝麻糊和红枣花生粥，结果不到1个月，婷婷的脸颊红润了，贫血情况得到了改善。医生叮嘱陈太太要持之以恒，注意婷婷的饮食，营养摄入要均衡。

【说中医】

由于小儿贫血外在病症表现出来的不多，因此很多家长都会忽视。医生呼吁家长带孩子去体检或检查血常规，以便对孩子的情况掌握得更加清楚。小儿贫血会对孩子的身心发育造成很大影响，因此家长一定要重视。而且，小儿一旦患上贫血，家长不能一味地依赖口服液等药物或者大补的食品来纠正。因为孩子的脾胃功能不完善，对于大燥大补的食品可能吸收不了，反而弄巧成拙，影响孩子的身体健康。

因此，医生建议家长给患有小儿贫血的孩子多准备一些健康的补血食疗大餐，尽量运用日常饮食进行调理。如鸭血豆腐汤，将鸭血和豆腐分别切成小块，放入沸水中煮滚片刻之后，可以根据个人口味，往锅中加入青菜，煮熟后调味即可食用。

该汤做法简单，味道鲜美，小儿也好消化，而且豆腐中含有丰富的蛋白质，鸭血中铁含量高。豆腐中的蛋白质和钙质可以促进小儿的骨骼发育；鸭血中的铁质可以增强孩子自身的造血功能，从而确保孩子体内血红细胞的活性和寿命。

2. 小巧汤膳益安神，小儿不当"夜哭郎"

【偏方一】姜汁粳米粥。

【食材】干姜20g，高良姜20g，粳米100g。

【做法】先煎干姜、高良姜，取汁，去渣，再入粳米同煮为粥。

【适用人群】脾脏虚寒型的夜啼症患者。

【偏方二】莲心甘草茶。

【食材】莲子心2g，生甘草3g。

【做法】开水冲泡，一日数次。

【适用人群】心火炽盛型的夜啼症患者。

【偏方三】竹叶水百合甜汤。

【食材】鲜竹叶100g，鲜百合50g，带心莲子30g，糯米100g，冰糖适量。

【做法】将竹叶洗净，煎水去渣，取竹叶水置于锅中，放入鲜百合、莲子、糯米等材料，用大火煮沸后，转小火煨1小时，待糯米、百合等食材烂熟，即可加入冰糖，调味食用。

【问诊记】

半夜有人敲医生的门，医生开门一看，只见一对年轻夫妇抱着孩子，神色匆匆，神情忧虑地请求医生帮忙看诊。

年轻夫妇说，孩子白天一切正常，一到晚上就好像受到什么惊吓一样，总是断断续续地哭。孩子每次哭十几分钟，然后停一下，待会儿又持续哭十几分钟。孩子大哭期间拒奶。每次都哭到脸颊涨红，有时甚至喘气难平才停下来，如此反复。

医生给孩子把脉看诊，看过孩子的舌头后，估计孩子心肺有点受热，燥热内蕴导致心肺不调，气息不顺。孩子大哭甚至喘气难平，也是因为肺气不顺。

因此，医生让年轻夫妇买点新鲜莲子，取出莲子心，混合甘草泡水，喂给孩子喝。医生说，刚开始的时候，莲心甘草水可以多喝，等孩子夜啼的状况好转之后，每日喝200mL左右即可。

年轻夫妇按照医生的吩咐，刚开始的四五天，天天给孩子喝莲心甘草水，眼见着孩子夜啼的状况有了很大好转。1周左右后，孩子晚上除了肚子饿时，基本不再夜啼了。

【说中医】

夜啼症，是指婴儿白天一切正常，在生理需求得到充分满足、身体状况并无异常的情况下，每到夜间就阵阵啼哭或者持续啼哭的一种病症。

中医认为，孩子之所以总是夜啼，爱当"夜哭郎"，是因为孩子心肺受热，肺气不宣，燥热内蕴，心肺不调而啼；或者是脾胃双虚，寒气侵袭，寒痛而啼；又或者是白日受惊，惊恐不散，侵袭脏腑，因惊而啼。

医生认为，夜啼对患儿的作息及饮食都会造成很大影响，家长应该从饮食入手，扶正食疗，清心宁神，养气调息，清热解毒或者驱寒除湿都是针对性的有效调理。生姜驱寒除湿，莲子心宁神安心，以上凉汤性气温和，适合不同症状的小儿多加食用。百合性微寒，能润肺止咳、清心安神，含有丰富的淀粉、蛋白质和钙、铁等成分，与糯米一同煮成稀粥，让孩子在睡觉前食用，也可以润肺、清心安神，控制孩子夜间啼哭。

另外，根据中医理论，龙眼肉（也就是桂圆）"主五脏邪气，安志，久服强魂、聪明"，自古以来便是补品之中的上品。因此，如果孩子患上夜啼症，家长将龙眼肉与大枣、粳米煮成稀粥，可以起到安神定惊的作用，可减轻小儿夜啼症。

（二）亚健康改善方案

1. 饮食调理

中医药膳学是与中医理论相结合，将中医的阴阳五行学说、脏腑经络学说、药物性味学说、辨证论治等理论融于一体，并将其作为药膳调治疾病，保健益寿的指导原则，如在阴阳平衡方面，食疗药膳就是通过利用药物和食物的药性，使阴阳保持或恢复平衡协调的状态，从而提高机体的健康水平。比如体质虚弱者和老年人常出现阴阳偏盛或偏衰，根据中医"热者寒之，寒者热之"的理论，阳气虚和阴寒盛者当以热性（属阳）药食调治；阴气虚和阳气盛者，则以凉性（属阴）药食调治，以纠正阴阳的偏盛偏衰，使之恢复相对平衡状态。

中医理论是以五行的生克法则阐释各脏腑、经络之间和各脏腑功能之间的相互关系以及病理状态的相互影响。食疗药膳的应用也是利用五行的相生相克关系，通过五行的调控促进人体机能正常有序，从而达到健康益寿的目的。如白木耳色白属金，可补肺；黑木耳色黑属水，故可补肾等。

药物、食物均有四气五味，并具有升、降、浮、沉的作用趋向，运用药物性味学说指导食疗药膳的配伍应用，可更好地发挥作用。如芹菜味甘性凉，有平肝清热作用，可用于肝阳上亢的头痛、眩晕等；羊肉性温，有温肾助阳、补中益气作用，可用于肾阳不足、脾胃亏虚所引起的四肢寒凉、胃脘冷痛、体虚乏力等症。

总之，中医药膳的应用是以中医理论为基础，作为实际应用的指导原则，这样才能充分发挥药物和食物的调治作用。

补益类药膳具有补益气血、滋养强壮身体、恢复机体内在平衡、增强人体正气的作用，主要适用于体质虚弱、气血津液亏虚等证。这类药膳又包括温补类和滋补类。温补类多为味甘、味平、性温者，具有以补气温阳或兼有养阴生津作用；滋补类多具有养血滋阴或兼有益气助阳作用。

（1）人参粥

原料：人参、生姜各 10g，粟米（黄米）100g。

做法：将人参研末，生姜剁末，同粟米熬成粥。随意食用。

功效：益气健脾，温胃止呕。

适应证：脾胃气虚。症见身倦乏力，易疲劳，食欲不振，胃寒呕恶，大便稀溏。

（2）人参汤圆

原料：人参 5g，玫瑰蜜、樱桃蜜、面粉各 15g，黑芝麻 30g，白糖 150g，鸡油 30mL，糯米粉 500g。

做法：将人参研磨，鸡油熬热，面粉炒黄，黑芝麻炒香捣碎；将玫瑰蜜、樱桃蜜捣成泥状，加入白糖、人参粉、面粉、黑芝麻，淋入鸡油调和成馅，将糯米粉淋湿成滋润的粉团；将馅用糯米粉包成汤圆，每个约 12g，放入沸水中煮 3 ~ 5 分钟，即可食用。

功效：补中益气，安神养心。

适应证：脾胃气虚证。症见大便稀溏，身倦乏力，心悸失眠，自汗倦怠，精神不振等。

（3）人参莲肉汤

原料：人参 10g，莲子（去心）10 枚，冰糖 30g。

做法：将人参、莲子放在碗中，加清水泡发，加入冰糖和适量水，置入锅内隔水蒸炖 1 小时，喝汤吃莲肉。

功效：益气健脾。

适应证：适用于脾气亏虚证，症见气短乏力，食少倦怠，自汗出，大便稀溏。

（4）人参鹿肉汤

原料：人参、黄芪、熟地黄、肉苁蓉各 6g，鹿肉 250g，生姜 3g。

做法：先将上述药物水泡后煎 1 小时，去渣取汁，再加入切成片的鹿肉、生姜，放适量料酒、盐等调料，文火煨炖至鹿肉熟烂，喝汤、吃肉。

功效：大补元阳，温肾益精。

适应证：适用于肾阳亏虚证。症见胃寒肢冷，腰膝酸软，阳痿早泄，身倦乏力，精神疲惫。

（5）黄芪粥

原料：黄芪 30g，人参 10g，茯苓 15g，生姜 6g，大枣 5 颗，小米 100g。

做法：先将前 4 味药煎熬后去渣取汁，再放入小米、大枣熬成粥。早晚空腹食之。

功效：健脾补肺，开胃益气。

适应证：脾肺气虚证。症见气短懒言，倦怠乏力，食少便溏，咳嗽气短，下肢水肿，肢体酸沉无力。

（6）羊肾羊肉粥

原料：羊肾、精羊肉各 100g，枸杞、粳米各 50g，葱、姜、花椒末、盐、酒少许。

做法：先将羊肉、羊肾洗净切细，与粳米熬粥。枸杞用清水涨发。粥将熟时加入葱、姜、花椒、盐、酒等调料，起锅前 10 分钟投入枸杞。早晚空腹食用。

功效：温肾养精，补虚益气。

适应证：气虚肾亏证。症见身倦乏力，腰膝酸软，阳痿，遗精，四肢厥冷，气短懒言，耳鸣耳聋。

（7）黄芪汽锅鸡

原料：黄芪 30g，母鸡 1 只，生姜、枸杞各 10g。

做法：将母鸡宰杀洗净，去内脏，将黄芪、生姜、枸杞放入鸡腹腔内，将鸡放入汽锅，加入适量葱、盐、酒等调料，锅底加适量清水，用棉纸封口蒸煮，熟后即可食用。

功效：大补元气，健脾益肾，养血填精。

适应证：适用于元气亏虚，精血不足证。产后、病后体虚，精神不振，面色苍凸无华，倦怠乏力，气短汗出，动则喘息，头晕目眩，心悸失眠。

（8）菟丝子粥

原料：菟丝子 30g，粳米 100g，白糖适量。

做法：先煎菟丝子，去渣，后入粳米熬粥，粥熟后，加入白糖，调匀。空腹早、晚各 1 次。

功效：温肾助阳，益精补髓。

适应证：肾阳不足证。症见腰膝酸软，阳痿遗精，女子不孕，尿有余沥等症。

（9）芪杞炖乳鸽

原料：黄芪、枸杞各 30g，乳鸽 1 只。

做法：将乳鸽去毛和内脏、洗净，将黄芪、枸杞放入乳鸽腹腔内。用砂锅加水适量炖熟，出锅前 15 分钟加食盐、味精少许。

功效：补中益气，温肾生精。

适应证：中气亏虚，肾气不足证。症见身倦乏力，气短自汗，易感冒，气短懒言，动则气喘，腰酸神疲。

（10）人参黑鱼汤

原料：人参 15g，黑鱼 1 条（约 500g）。

做法：将鱼去内脏洗净，再加适量葱、姜、盐等调料，与人参一起煮汤，食鱼、喝汤。

功效：大补元气，养血健身。

适应证：气血亏虚证。体质亏虚或久病术后者，症见身倦乏力，少气懒言，四肢倦怠，心悸气短，汗出肢冷，面色苍白。

2. 运动调理

当今社会中，人们感到疲劳的原因，一方面是工作、心理上承受的压力太大，另一方面是缺乏合理的运动。随着现代化程度的提高，缺乏体力劳动和体育运动的现象会更加严重。中医学早已认识到缺乏运动对人体健康的危害，如《吕氏春秋》说："流水不腐，户枢不蠹，动也。形气亦然，形不动则精不流，精小流则气郁"，《医学入门》载："终日屹屹端坐，最是生死，人徒知久行久立之伤人，而不知久卧久坐之尤伤人也"，《中外卫生要旨》说："劳心者，不可不劳手足"，这些都强调了运动对人体健康的重要性，以及脑力劳动者要注意肢体运动，从而动静结合方能健康长寿。

运动除了可提高身体素质外，还可减轻心理压力。最近一项研究显示，不论是短暂的还是长期的运动，都会产生显著的效果。常运动的人看起来精神饱满，精力充沛，不易生气、沮丧，也不易觉得有压力；不运动的人则容易感到疲劳及情绪低落。"生命在于运动"是法国思想家伏尔泰的一句名言，也是人类追求长寿的至理名言。科学合理的运动可以减少疾病的发生和延长人类的寿命，这一观点已经得到证实，美国对 8000 余名中年人进行了为期 12 年的跟踪调查，结果表明，坚持轻体育锻炼（根据不同年龄和身体状况确定的中等强度运动）的人比不参加运动或偶尔运动而且运动剧烈的人死亡率低 1.5 倍，心脑血管疾病、糖尿病、癌症、早老性痴呆的发病率减少 35%，寿命延长 4~6 年。那么对于没有疾病或已处于亚健康者，如何才能通过合理有效的运动提高自身的体质，或通过运动调理使身体恢复到健康水平？这就需要人们了解和掌握科学合理的运动方法和运动量，通过运动来调整自己的身体和心理，使身体和心理始终保持在最佳状态。

（1）步行

步行为一种全身性的运动。步行的速度、距离和时间要因人而异，但必须达到一定的量，并要持之以恒，日久天长则可显现出明显效果。

步行前的准备和要领：步行前应让全身放松，适当活动下肢，深吸气 2 次后调匀呼吸。步行时身体应自然放松，抬头，步伐轻快均匀，并注意配合均匀的呼吸，保持心情舒畅。

步行的速度、时间：要根据不同体质和年龄采取不同的速度和时间。

慢速为每分钟60~80步，适用于老年人和体质较虚弱者；中速为每分钟100步，适用于中年人和体质一般者；快速为每分钟100~120步，适用于中青年人和体质较好者。每次步行的时间一般在30~90分钟，开始时应从小量即30分钟开始，以后逐渐增加时间。总之要循序渐进，量力而行，做到疲劳而不倦，步行后达到四肢发热，微微出汗，周身舒畅，心情愉快为最适宜。

（2）慢跑

慢跑也是一种全身性运动。慢跑要控制一定的速度，速度慢、强度低、距离稍长。必要时可跑与走交替进行，并且也要因人而异，绝不可超负荷运动，造成氧耗过大。

慢跑前的准备和要领：跑步前做好适应性活动，全身放松，旋转脚腕，活动肢体，深吸气后做扩胸动作。初练者可从每分钟50米的速度开始，或跑与走交替进行，以后再逐渐增加速度和距离。跑步时要注意加深呼吸，以增加氧气吸入。

慢跑的速度、时间、距离：要根据不同的年龄和体质，制订慢跑时间、速度和距离。总之开始运动时注意低速度、短时间、短距离，根据运动效果和体质情况逐渐增加运动量。要以运动后无疲劳感，休息后能恢复为度。

（3）登高

登高运动主要是指爬楼梯、爬山坡。这是一项非常有益身心的运动，按照节律程序、速度使肌肉、关节活动协调（收缩与放松），能明显增强腿部和腰部肌肉的力量，使关节灵活，两腿有力。另外通过持续耐久的登高运动，可以明显增强心血管和呼吸系统的功能，并增强人的平衡能力和战胜各种困难的自信心。

登高运动也要根据年龄、体质情况量力而行。一般安排每日2次，开始时以10分钟起，以后逐渐增加达到每次30分钟。可根据身体情况采用爬楼梯或爬山坡休息进行，以使身体逐渐适应这项运动。在运动中还要注意深呼吸，增加氧气的吸入，从而改善肺功能。

（4）骑车

骑车运动指骑自行车或三轮车，通过坚持不懈的每日骑车运动，可锻炼身体肌肉，促进全身血液循环，增强心脏功能，改善呼吸功能，同时又可增强人的平衡能力。骑车运动对于坐办公室的人以及肥胖的人尤为适用，通过骑车时腿部运动，以及呼吸频率的加快，增加体内脂肪的消耗，肺活量增加，达到健身减肥、增强体质的作用。骑车时尽量选择车辆稀少的公路，周围环境优美的郊外，在锻炼身体的同时，可欣赏周围优美的环境，呼吸清新的空气，保持心情愉快。

骑车运动要坚持每日锻炼，运动要根据自己的体质循序渐进，当需要增大运动量时，可提高骑车速度、增加距离，还可选择上坡路段骑行。一般运动后稍有疲乏，微微汗出，但身体感觉轻松为运动量适中。如感到疲劳，身体不适说明运动量过度，可减少运动量。

（5）太极拳

太极拳是我国古代的养生健身方法，是一项很好的有氧运动。它柔中有刚，阴阳结合，可起到健身益脑、改善神经系统、调畅呼吸、增加氧含量、疏通气血、防病强身的作用。有研究将老年人随机分成两组，一组在健身房锻炼，另一组打太极拳，结果打太极拳一组头脑灵活，平衡功能好，走路不易摔跤，骨折也减少50%，其锻炼效果明显好于健身房锻炼组。

太极拳有多种流派，主要有陈式、杨式、武式、吴式、孙式等。各派太极拳间虽在动作套路、风格等方面各有所异，但保持着基本相同的技术要求和运动特点。在动作速度和劲力上，以柔和缓慢为主，速度均匀；在整体上要求以意导体，以体导气，意、气、体三者协调配合；在技术上，均要求刚柔相济。所以无论哪个流派的太极拳，都能达到很好的健身调神作用。

打太极拳时，一定要领会每个动作的要领，并且应从基本技术着手，掌握好基本功。练习时做到精神专一，意动身随，动作到位，内外结合，连绵不断，一气呵成。

3. 心理调理

现代社会竞争激烈，人际关系复杂，人在社会中位置的不确定性等，给人们的工作、生活带来很大的心理压力。当某些不良的心理因素打乱了心理平衡状态，或超越了自身心理的调节范围，轻者出现亚健康状态，重者则造成病理状态。当代社会中由心理因素引起的亚健康状态者所占的比例越来越高。从亚健康状态的主要表现来看，焦虑、抑郁、工作不适应、失眠等均与心理因素有关。这一类亚健康者需要及时有效的心理调理，进行"心理按摩"，缓解和消除心理障碍，重新达到心理平衡，以防进入病理状态。

随着人们对心理因素的重视，现代心理学在调治心理不良及心理障碍方面发挥着越来越重要的作用，心理治疗的方法也品种类繁多，如心理分析法、心理疏导、心理暗示、支持疗法、行为疗法、音乐调节、森田疗法、减负疗法等。这些方法都可以针对不同的心理障碍起到很好的调治作用。

中医学认为人是一个有机的整体，强调形神合一，心身统一，主张治病时须形神兼治，尤重"治神"，故《素问·宝命全形论》说："一曰治神，二曰知养身，三曰知毒药为真……"这种注重调神养性的方法与现代生物、心理、社会医学模式的理论是一致的，可见中医自古以来就重视人的心理问题。

这里的"调神"是指调养心神，"养性"就是指调养性情。人要做到精神上安详宁静，不要被身外的各种欲望杂念所困惑，保持性情温和，神情内藏，清心宁静，《黄帝内经》中告诫人们"静则神藏，躁则消亡""恬淡虚无，真气从之，精神内守，病安从来"。临床上常见到亚健康状态者出现忧虑、恐惧、焦躁等反应，这往往是心理活动失衡造成的，所以首先要使其保持情绪宁静，以静制躁，这样就可逐渐改变焦虑、紧张、恐惧等不良的心理状态，从亚健康状态中走出来。

亚健康状态者往往心理压力较大，与周围人际关系紧张，过分关注自己，计较个人得失，功名欲、金钱欲旺盛，一旦希望落空，就会消极颓废，神气耗伤，神气不能内藏。所以日常生活中要注意调神养性，做到少思寡欲，性情温和，自我减负，让神气清静内守，从而保持身心健康。《医学入门》中提到应除"六害"，做到"一者薄名利，二者禁声色，三者廉货财，四者损滋味，五者除佞妄，六者去妒忌"。只有平时保持这种健康的心态，正确认识现实生活中的矛盾，神气才能不为所扰。注意调神养性，"心理免疫力"增强，自信心增加，心理承受力和适应性就会提高。

《黄帝内经》中说："百病生于气也，怒则气上，喜则气缓，悲则气消，恐则气下，惊则气乱，思则气结"。我们知道，当情志的变化超越了人的调节范围时，就会使人生病。比较轻的则可造成脏腑功能、阴阳气血功能失调，出现病前的亚健康状态。多性格内向、多愁善感、郁郁寡欢者，最易造成思虑伤脾损心，气机郁滞，若不能及时调治则易发病，所以情志的调养对亚健康者来说是非常重要的。

不良的情绪状态，不仅可损害机体，造成功能失调，也影响正常的行为，如大怒大悲之下会做出一些失去理智的行为，所以对平时一些易激动恼怒之人，要注意调整克制自己过激的情绪。如清代的梁章钜在《退庵随笔》中介绍了以"独守方寸之地"来预防情绪波动的方法，文学作品中的"方寸"，就是中医所讲的一个人的精神、情绪、神志，他主张人们把自己的精神情志的方寸灵府筑成一个城池，再严密地关上四周城门，所谓固若金汤，把引起人们精神情志波动的各种因素（如晋级、加薪、提干、失恋、丧亲等）都视作攻城的敌人，决不允许它们侵入，即使稍有不慎让这些杂念进入，也应立即驱逐出去，以保持心灵的宁静。

中医的情志调养，强调因人而异，即针对不同性格和脾气秉性的人，采取不同的调养方法。如性格内向、多疑善虑之人，要劝其多接触人，广交朋友，尤其是多与一些性格开朗、情绪乐观、心理健康的朋友交往，形成性格互补，逐渐使其心胸开阔起来。而对一些情绪易激、脾气暴躁者，要使其宁心静志，可培养琴棋书画等爱好，陶冶性情，改善急躁易怒的情绪。

155

4. 定期体检

人的身体好比一台机器，机器里的零件迟早会老化，如果长时间运作不检修，还会缩短机器的使用寿命。定期体检就好比机器检修，能够及时发现身体某些器官可能出现的问题，在疾病发生前或是疾病早期进行干预，这不仅保证了人体的健康，还可以在一定程度上降低人们需要承受的病痛之苦。

除了可早期发现疾病外，对于一些慢性疾病的患者来说，通过定期体检可以监控慢性疾病发展过程，并根据病情发展进行医疗干预，使本来可能迅速恶化的病情变得稳定或进展缓慢。对于某些可能会发生重大疾病，需要花费大量金钱和时间治疗的人来说，定期体检就像是提前预告这些人"前方有危险，注意避雷"。

一般来说，体检主要根据不同年龄段，以及某些高危疾病的人群来划分。

（1）青壮年时期（18~40岁）

18岁以后的青壮年时期，建议每年进行一次基础体检，基础体检项目包括但不限于：血常规、尿常规、心电图、血压、胸透、腹部超声、肝肾功能等。

现在，很多年轻人都有熬夜、饮食不当的坏习惯，可以每2~3年检查一次血脂、血糖等，筛查冠状动脉粥样硬化和糖尿病。

有性生活的成年女性，在没有异常症状的情况下，建议每1~2年做一次妇科常规体检。

（2）中年时期（41~55岁）

人在进入中年后，身体器官开始老化，某些激素也会出现异常，在青年群体体检的基础上，每5年要检查一次促甲状腺激素。

这个年龄段的人容易患有心血管疾病，建议身体肥胖者每年至少要检查一次血脂和空腹血糖。有长期吸烟史的人，每半年做一次胸部CT检查。

中年以后，人体的骨质开始流失，这一阶段建议每年进行一次骨密度检查。此外，男性需要开始注意生殖系统方面的检查。

（3）老年时期（55岁以上）

这一阶段罹患癌症的概率较大，除了基础检查、心血管疾病检查外，每年还需要对肺部、肾脏、肝脏做一次系统的检查。

另外，这一年龄段的老年人视力开始退化，需要每1~2年进行一次眼底检查，预防白内障等老年人常见的眼科疾病。

九、日常调理小妙招

参考文献

158

[1] 荀静平, 谢洁珊, 刘锐滨, 等. 温通刮痧结合穴位按摩对痉挛型脑性瘫痪儿童下肢功能的影响 [J]. 按摩与康复医学, 2022, 13(14)：4-6.

[2] 刘慧华, 徐萌艳, 费霖莉, 等. 头面部刮痧对腹腔镜下子宫肌瘤剔除术患者焦虑情绪的疗效观察 [J]. 中国现代医生, 2022, 60(15)：136-139.

[3] 朱红梅, 蒙繁华, 韦明婵, 等. 十二皮部理论在壮医刮痧治疗糖尿病中的应用研究及临床应用举隅 [J]. 中国民族医药杂志, 2022, 28(5)：31-32.

[4] 罗晓春, 吕曙光, 尚庆娟. 铜砭刮痧联合耳穴贴压治疗顽固性失眠疗效探析 [J]. 中国民间疗法, 2022, 30(10)：46-49.

[5] 邓秋菊, 李丹玉, 邱喜林. 普通针刺加刮痧疗法联合养阴熄风汤对糖尿病脑梗死后遗症痉挛性瘫痪的效果分析 [J]. 医学理论与实践, 2022, 35(10)：1667-1669.

[6] 董博, 蒋凯, 樊晓晨. 外洗结合针灸推拿治疗肘关节骨折术后关节功能障碍临床研究 [J]. 现代中医药, 2022, 42(3)：132-134.

[7] 王平, 范瑞强, 柏彩英. 香连外洗液对氟康唑抗耐药白念珠菌增效作用的转录组学研究 [J]. 光明中医, 2022, 37(9)：1581-1584.

[8] 伍斌玺, 陈桂恩, 曾元宁, 等. 中药外洗对复杂性肛瘘术后恢复疗效的系统评价和 Meta 分析 [J]. 解放军护理杂志, 2022, 39(5)：57-60, 75.

[9] 骆城. 中药外洗联合双歧杆菌三联活菌散治疗新生儿黄疸临床观察 [J]. 中国中医药现代远程教育, 2022, 20(9)：131-133.

[10] 陈果，李玲，刘咏，等．柴胡疏肝散合黄连温胆汤配合铜砭刮痧治疗肝胃不和型失眠的临床观察 [J]. 中国医学创新，2022，19(13)：82–87.

[11] 费景兰，张峰，陈茜，等．虎符铜砭刮痧联合化痰祛湿活血方治疗非酒精性脂肪性肝病 [J]. 中西医结合肝病杂志，2022，32(4)：319–322.

[12] 刘东昕，马骏焕，夏雪，等．术前供区拔罐负压吸引促进兔皮瓣成活率的实验研究 [J]. 临床与病理杂志，2022，42(4)：779–784.

[13] 曾满萍，刘晓辉，彭丽华，等．耳穴贴压联合耳部铜砭刮痧治疗失眠症的疗效观察 [J]. 上海针灸杂志，2022，41(4)：359–365.

[14] 丰靓，李鹏英，刘红霞．刘红霞教授运用拔罐疗法辨治皮肤疾病的临床经验 [J]. 新疆中医药，2022，40(2)：30–32.

[15] 张新庆，张永智．补中益气汤联合辨证刮痧治疗消化道肿瘤癌因性疲劳疗效及对 T 淋巴细胞亚群的影响 [J]. 现代中西医结合杂志，2022，31(8)：1100–1104.

[16] 钱进丽，王翔，郝书婕，等．耳部全息铜砭刮痧联合心理干预对老年慢性便秘患者生活质量的影响 [J]. 湖南中医杂志，2022，38(4)：94–97.

[17] 易志勇，韩清民，魏合伟，等．舒筋外洗颗粒熏洗联合苍龟探穴法对肩袖损伤患者术后肩关节疼痛和活动障碍的影响 [J]. 吉林中医药，2022，42(4)：475–478.

[18] 姚玉伟，刘魏．中药外洗联合神灯照射及垫矫形鞋垫治疗非止点性跟腱病 [J]. 中医正骨，2022，34(4)：77–79.

[19] 刘文燕，朱海燕，熊丹．耳穴刮痧联合常规治疗及护理干预过敏性鼻炎的疗效 [J]. 实用临床医学，2022，23(2)：107–108，111.

[20] 张文琦．温通刮痧联合中药塌渍在缓解腰椎间盘突出疼痛效果中的应用 [J]. 承德医学院学报，2022，39(2)：126–129.

[21] 李冬梅．拔罐后皮肤颜色深就是身体差？[J]. 家庭医药·快乐养生，2022(4)：76.

参考文献

[22] 李丽.心衰患者如何做好"药补"与"食补"[J].东方养生，2022(4)：107.

[23] 万瑞，卢俊永.中药外洗联合小儿热速清口服液治疗小儿甲型流感临床研究[J].新中医，2022，54(7)：155-158.

[24] 王君俊，钱阿曼，高丽娟.全息头部刮痧对老年高血压伴睡眠障碍症患者的降压作用及对睡眠质量、血脂的影响[J].医学理论与实践，2022，35(7)：1235-1237.

[25] 王立华，马惠昇，穆静，等.针刺后行推筋散结刮痧疗法治疗腰背肌筋膜炎临床疗效观察[J].医学信息，2022，35(7)：177-179.

[26] 唐满，裴丽霞，浦诞玲，等.刺络拔罐治疗带状疱疹验案举隅[J].按摩与康复医学，2022，13(9)：24-25，28.

[27] 罗月红，刘庆，金芮玉，等.针刺治疗癌性疼痛的系统评价再评价[J].按摩与康复医学，2022，13(9)：40-45.

[28] 胡永鑫.龙胆泻肝汤加减联合梅花针叩刺拔罐治疗肝火湿热型带状疱疹急性发作的效果[J].内蒙古中医药，2022，41(3)：115-116.

[29] 刘淑花，吴洪杰.银地清疮汤加减联合中药外洗治疗成人耳部慢性湿疹的临床疗效[J].中国实用医药，2022，17(9)：165-167.

[30] 张雯，李冉，涂渠萍，等.拔罐联合中药热包在腹腔镜胆囊切除术后肩痛病人中的应用观察[J].全科护理，2022，20(8)：1111-1113.

[31] 叶思婷，沈琼颖，黄孝笑，等.适用于刺络拔罐的一次性辅助隔离装置的设计与应用[J].时珍国医国药，2022，33(3)：761-763.

[32] 陈芳.八段锦提升大学生颈椎亚健康实验探究[J].武术研究，2022，7(3)：90-92.

[33] 王秋琴，陈丽虹，姜荣荣，等.不同刮痧方法干预腰椎间盘突出症的疗效观察[J].解放军护理杂志，2022，39(3)：9-13.

[34] 黄华平，高倩倩，洪强，等.温针灸联合刺络放血拔罐对疼痛期肩周炎患者肩关节活动度及疼痛的影响[J].医学信息，2022，35(6)：168-170.

[35] 徐瑾，杨丽丽．刺络拔罐法联合针灸治疗瘀血阻络型腰痛患者的效果
[J]．中国民康医学，2022，34(5)：120-122．

[36] 马洪静．挂线联合痔瘘外洗方超声雾化熏洗治疗复杂性肛瘘 40 例疗效
观察 [J]．中国肛肠病杂志，2022，42(3)：34-35．

[37] 刘海燕，杜旭．灸法干预亚健康状态临床研究进展 [J]．陕西中医，
2022，43(3)：398-401．

[38] 陈海燕．刮痧配合针刺治疗心脾两虚型失眠的临床研究 [J]．智慧健康，
2022，8(7)：114-117．

[39] 苏香华，谢冰婵，陈红涛，等．刮痧治疗冠心病心绞痛研究进展 [J]．
中医药导报，2022，28(2)：127-130．

[40] 蔡珍芝，邱青青，郭俊．刺络拔罐联合平衡舒筋手法推拿在脑梗死偏
瘫患者中的应用 [J]．中国当代医药，2022，29(6)：92-94．

[41] 王光辉．骨折推荐食补药食同源食物的归纳 [J]．现代食品，2022，
28(4)：106-108．

[42] 刘霞．荆花外洗颗粒结合甲硝唑栓治疗细菌性阴道炎患者的临床效果
[J]．现代养生，2022，22(4)：272-274．

[43] 张文杰，钟成梁．二妙汤加味内服结合外洗治疗湿热浸淫型小儿湿疹
72 例临床观察 [J]．天津中医药大学学报，2022，41(1)：53-56．

[44] 王东军，张颖，孙璇，等．艾灸干预亚健康阳虚质随机对照试验的系
统综述 [J]．天津中医药大学学报，2022，41(1)：57-64．

[45] 吴印辉，吴晨宇，刘存富，等．中药外洗治疗 + 血液透析治疗尿毒症
性皮肤瘙痒的效果观察 [J]．智慧健康，2022，8(5)：131-133．

[46] 王荣华．防病抗寒：老年人用好食补四招 [J]．解放军健康，2022(1)：33．

[47] 王伟芬．中医"治未病"思想在亚健康人群健康管理中的应用 [J]．中
医药管理杂志，2022，30(3)：221-222．

[48] 王瑛楠．刺络拔罐结合针灸治疗急性腰痛的临床价值探讨 [J]．中国社
区医师，2022，38(4)：89-91．

参考文献

[49] 吕斌，杨慧斌．冬养筋骨，药补不如食补 [J]．解放军健康，2021(1)：29.

[50] 白梅，郑雅青，陈胜楠，等．健身气功·大舞锻炼对女大学生亚健康干预的实验研究 [J]．武术研究，2022，7(2)：104-106，110.

[51] 周莹莹，张琼，张迁，等．中药外洗法治疗手部湿疹研究概述 [J]．陕西中医，2022，43(2)：265-268.

[52] 苏自己．刮痧虽泻火，但并非人人适用 [J]．人人健康，2022(3)：63.

[53] 韦臻，郭雅，阮中强．青少年网络成瘾对亚健康的影响：消极应对方式的中介作用 [J]．实用预防医学，2022，29(2)：165-168.

[54] 刘胜．针刺镇痛研究新视角：疼痛缓解的奖赏效应和脑奖赏环路 [J]．针刺研究，2022，47(3)：268-273.

[55] 郭冬娜，童宇平，李琼洁，等．个体化健康管理联合心理疗法对亚健康人群身心康复的影响 [J]．循证护理，2022，8(2)：253-255.

[56] 周丽平．从"郁病多杂"论治亚健康 [J]．河南中医，2022，42(2)：195-197.

[57] 覃肖妹，廖羽明．刺血拔罐配合针灸治疗腰椎间盘突出症疗效分析 [J]．深圳中西医结合杂志，2022，32(1)：77-79.

[58] 陈颖．治未病理念下健康管理模式在亚健康人群中的应用 [J]．中医药管理杂志，2022，30(1)：136-137.

[59] 陈春蕾，徐娜，张雨，等．大学生颈椎亚健康相关研究进展 [J]．卫生职业教育，2022，40(1)：118-119.

[60] 张星星，蔡文文，廖生武，等．亚健康状态人群肠道菌群结构明显失调：基于某医院 150 例护理人员分析 [J]．南方医科大学学报，2021，41(12)：1870-1876.

[61] 童本德．肾病患者，冬季切勿盲目食补 [J]．家庭医药·就医选药，2022(1)：58.

[62] 罗荣卿，胡玉英，韦晓芸．针刺联合中药治疗面神经炎研究进展 [J]．河南中医，2022，42(1)：159-162.

[63] 孙永康，刘建涛，郑树然，等.刺络拔罐疗法的临床运用概况 [J].中国疗养医学，2022，31(2)：151-154.

[64] 陈倩，云洁，吴琪，等.穴位按摩缓解产后宫缩痛效果的 Meta 分析 [J].中国民间疗法，2021，29(24)：49-52.

[65] 孙海洪.清热利湿外洗方联合龙胆泻肝汤治疗肛门瘙痒症湿热阻滞型疗效观察 [J].实用中医药杂志，2021，37(12)：1979-1981.

[66] 李春燕，戴旻晖，邓易娟，等.穴位按摩联合音乐疗法缓解睑板腺按摩患者疼痛的效果观察 [J].中国医师杂志，2021，23(12)：1886-1889.

[67] 刘婷，陈波，陈泽林，等.拔罐疗法标准化建设概况 [J].中医杂志，2021，62(24)：2147-2152.

[68] 韩光明.阳和解毒散外洗治疗多激酶抑制剂相关手足皮肤反应临床观察 [J].光明中医，2021，36(23)：4009-4012.

[69] 朱晓红，张阿宏，严莉，等.刮痧联合拔罐治疗对肥胖型糖尿病患者基础代谢率的影响研究 [J].黑龙江中医药，2021，50(6)：482-483.

[70] 袁景.接骨活血汤联合中药外洗在桡骨远端骨折术后患者中的应用观察 [J].青岛医药卫生，2021，53(6)：461-463.

[71] 史阳琳，陈采陶，陈艳焦，等.针刺治疗脓毒症作用机制研究进展 [J].中华中医药杂志，2021，36(12)：7222-7226.

[72] 赵金菊，石国凤，谢蕴慧，等.循阳明经按摩对脑卒中大鼠神经功能的影响及其机制 [J].安徽中医药大学学报，2021，40(6)：39-44.

[73] 石玉君，李迅，黄英华，等.中医药干预亚健康随机对照试验结局指标的现状分析 [J].现代中医临床，2021，28(6)：46-52.

[74] 苏康娜，吴建峰.针刺改善视功能的机制研究进展 [J].中国中医眼科杂志，2021，31(11)：818-820，824.

[75] 侯天舒，包蕾，符雪丹，等.亚健康失眠患者的中医体质类型与焦虑情绪及失眠程度的相关性研究 [J].成都医学院学报，2021，16(6)：

717–720.

[76] 邹璇，杨静雯，林璐璐，等．针刺临床研究的优化与实施——针刺治疗餐后不适综合征成功案例的思考 [J]. 中国针灸，2021，41(11)：1276–1280.

[77] 朱七七．药补不如食补，到底怎么补？[J]. 旅游世界，2021(11)：34–35.

[78] 吴斌，唐一麟．帕金森病患者食补吃啥好 [J]. 健康博览，2021(11)：24–26.

[79] 张磊，薛晓雪，穆德建，等．针刺疗效与留针及针刺间隔时间关系的研究进展 [J]. 天津中医药大学学报，2021，40(5)：666–673.

[80] 张宝华．食补预防缺铁性贫血 [J]. 青春期健康，2021，19(20)：46–49.

[81] 袁群，毛欣，王能，等．亚健康状态动物模型的构建与评价研究进展 [J]. 中国比较医学杂志，2021，31(10)：136–142.

[82] 胡嘉祥，苏虹，李彤，等．穴位按摩治疗产后乳少的临床研究进展 [J]. 中国疗养医学，2021，30(11)：1164–1166.

[83] 王政研，张巍，鲜琦琦，等．王超从气论治亚健康的理论与方法探析 [J]. 四川中医，2021，39(9)：9–11.

[84] 张莹莹，邢阳辉，宫赫，等．按摩治疗的细胞力学效应及机制 [J]. 中国康复医学杂志，2021，36(9)：1169–1174.

[85] 白利，许文达，杨丽君，等．口腔按摩联合非营养性吸吮在早产儿经口喂养中的应用效果 [J]. 齐齐哈尔医学院学报，2021，42(16)：1461–1464.

[86] 韩纪元，谢尹阳，谭浩源．医学生亚健康状况及熬夜对亚健康的影响分析——以广州中医药大学为例 [J]. 新疆医学，2021，51(8)：940–943.

[87] 罗宵，覃莎娜，万秋，等．穴位按摩联合补气养血疏肝方对产后缺乳的效果 [J]. 中西医结合护理（中英文），2021，7(8)：49–52.

[88] 王幸栓，王蕊彬，李建强，等．自由舔食补饲小苏打在高产奶牛疾病预防中的应用研究 [J]. 中国生业科学，2021，47(4)：21–25.

[89] 白秀芳. 精神压力分析对亚健康人群的影响研究 [J]. 名医，2021(14)：74–75.

[90] 万新民. 一种提高按摩椅机芯舒适度的调节机构 [J]. 电子技术，2021，50(7)：156–157.

[91] 潘超然，周浩，王超. 辨证论治在心理亚健康中的得失与改进思考 [J]. 四川中医，2021，39(7)：17–21.

[92] 李晓湘，赵会琴，杨铮，等. 腧穴按摩如何助力人体健康 [J]. 东方养生，2021(7)：124–126.

[93] 马恰怡. 夏日食补：泻火同时，可"清补" [J]. 祝您健康，2021(7)：34–36.

[94] 闫会敏. 高强度间歇训练联合穴位按摩在 2 型糖尿病患者中的应用研究 [D]. 青岛：青岛大学，2021.

[95] 王超杰. 针刺足阳明胃经合穴对亚健康状态青年穴区皮肤温度的影响 [D]. 哈尔滨：黑龙江中医药大学，2021.

[96] 霍云凤. 针刺足三里穴对亚健康青年阴陵泉穴皮肤温度的影响 [D]. 哈尔滨：黑龙江中医药大学，2021.

[97] 陈丽如. 食补与保健 [J]. 中国老年，2021(10)：40–41.

[98] 韩沐真. 宜食补忌滥用维生素菜单 [J]. 健与美，2021(4)：118–120.

参考文献